こんなに怖い コロナウィルス 心の病

JN114825

精神科医
和田秀樹
H i d e k i　W a d a

ゴマ書房ワイド新書

はじめに

「新型コロナウイルスのために売り上げはガタ落ち。うちの会社は大丈夫かしら?」「映画も見たいけれども、映画館に行ったらうつるかもしれない」「テレワークで、ずっと人に会えなくて寂しい」

新型コロナウイルスの流行が収まらず、日本国民みんなが、憂鬱《ゆううつ》なムードです。

いったい日本は、私たちの生活は、どうなってしまうのだろう、と不安に駆られます。

そんななか、ちょっとしたことで腹を立てる「コロナイライラ」、お酒で憂《う》さを晴らしているうちに、いつの間にか酒量が増え、お酒が手から離せなくなってしまう「アルコール依存症」、いろいろな不安に心が押しつぶされそうになる「不安神経症」、心に覆いかぶさる強い不安のレベルを超えて極端にやる気を失い、身体がだるく、食欲不振や不眠を招く「うつ病」まで、さまざまな「コロナウイルス　心の病」と呼ぶべき症状を起こしている人が増加しています。

心が晴れない状態が長く続き、「仕事や生活に支障が起きている」と感じているあなたには、まずは心療内科や精神科に行って相談することをお勧めします。

「医者に行くのが嫌だから本を買ったのに、そんなことを言われても……」と思われる方もいらっしゃるかもしれません。

心の病はガンなどの外科的な病気とは異なり、命に直結している感じがしないので、「放っておけば自然に治る」「コロナ問題が解決すれば治る」と思いがちですが、「仕事や生活に支障が起きている状態」であれば、「自然に」治ることは少なく、あなたの「社会的な生活」の死に結びつきます。

また重症化すれば、自殺に至るケースも多く、「肉体的な死」にもつながります。

「仕事や生活に支障が起きている状態」とは、ほかの人と比較しての話です。

人間はどうしても自分に対しての判断は甘くなってしまうので、ほかの人と比較しなければわかりません。

わかりやすい例でいえば、はたから見ればアルコール依存症と呼べるぐらいにお酒を飲んでいる人でも、「自分はお酒を飲みすぎてはいるが、依存症と言われるほどではない」

と思っています。

しかし、他人と比較してみれば依存症かどうかは一目瞭然です。

本書は、自分は心療内科や精神科に行ったほうがいいかもしれないと思っている人に、「病院選びはどうすればいいのか」「心療内科や精神科ではどんな治療をするのか」についてわかりやすく説明しています。

また、そこまでひどくはないけれども、そんな状態にまでなるのではないかと不安に感じている人には、不安神経症やうつ病にならないための「心のコントロールの仕方」を、さまざまな例を挙げながら解説しています。

新型コロナウイルスによって、心がつらい感じになり、苦しくなっている――「コロナウイルス　心の病」にかかっていたり、かかりそうな感じがしたりすると思っている人は、ピンチであると同時にチャンスでもあると思ってください。

世の中には、人生を前向きに切り開いている人もいれば、後ろ向きで、いつもせっかくのチャンスを逃している人もいます。

お腹がペコペコのときに、目の前に食べ物を置かれれば、それが苦手なものでもガツガツと食べてしまえるように、現在の心の危機、あるいは危機かもしれないと感じているあなたは、神経症やうつ病の予防にもなり、なおかつ、人生を前向きに切り開いていくことができる「心のコントロール」の方法を「ガツガツ」と吸収できる一番いい地点にいるとも言えます。

本書に掲載されている**「人生を前向きに切り開いていく9つの思考パターン」**をマスターすれば、「どうしてこんな時代に生まれたんだ」と悲しく感じているあなたも「新型コロナウイルスがきっかけで、人生が花開いた」と言えるように、人生が変わると思います。

本書は「読む本」ではなく、「実践する本」です。

コロナウイルスのためだけではなく、心が痛いと強く感じたときには、この本の4章、5章を読み返し、それを実践して「心をコントロール」をするように試してみてください。

うつ病や神経症の予防になるだけでなく、あなたはいつの間にか、前とは異なった人生を歩んでいる自分に気づくはずです。

和田秀樹

目次

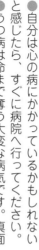

第3章

心の病の解決は生活習慣からです。

077

●今、何をしなければならないかを考えることが最も大切です。
●何が変えられないことなのか、何が変えられることなのかを考えましょう。
●自分へのご褒美など、心の隙間を埋めるための工夫も必要です。
●人間の脳は目の前のことに全力を傾けると、遠い不安が消えてしまうようにできています。
●達成可能な目標を自分で定め、一つひとつこなしていくと充実感があります。
●うつ病も依存症も、カウンセリングなど、〝耳から回復〟します。
●セロトニンを増やすために、肉などのタンパク質を多くとるようにしましょう。
●規則正しい生活をして、一日30分は太陽の光を浴びることが必要です。
●楽しんで運動をすると、うつ病になりにくいだけでなくガンも予防できます。

第4章

最も危険なのが「決めつけ」です。

103

●「こうあるべき」ではなく、「そうかもしれない」と考えましょう。
●冷静になって、「本来の自分の目的は何か」を考えましょう。
●心によくない読心をした場合は、「そうかもしれない思考」をやってみよう。
●「そうかもしれない思考」をするためには、

コロナストレスを乗り越える!!

人生を前向きに切り開いていく 9つの思考パターン

①「そうかもしれない思考」
②「人は人、自分は自分思考」
③「やってみなければわからない思考」
④「合格点主義思考」
⑤「あれもこれも思考」
⑥「最後にできればいいや思考」
⑦「ちゃんと調べる思考」
⑧「答えは常に変わっていく思考」
⑨「今がどうか思考」

詳しくは第4章と第5章で!!

ほかの可能性も考えてみましょう。

●人間は他人によく見られたいために生きているのではありません。自分の幸せが目標なのです。

●人生は他人と比較しての勝ち負けではありません。自分自身の満足が大切なのです。

●「やってみなければわからない思考」が人生を大きく飛躍させることがあります。

●失敗してもマイナスが少ないのならどんどんチャレンジしましょう。

●完璧でなくとも、少しでも前進していれば大成功です。

●他人とぶつかった場合、相手のいい部分を見つけるようにしましょう。

●相手の意見を一度肯定してみると人間関係だけでなく自分の能力も向上します。

●自分は〝決めつけ〟をしていないか？時々、自問してみましょう。

●焦るよりも回り道でもいいですから、確実にやりましょう。
●人生は長いのですから、あとでうまくいければいいと鷹揚にかまえることが大事です。
●今回がダメでも、次があると考え、そのために努力をしましょう。
●人生も終わりよければすべてよしです。
●自分で調べ、自分のアイデアを実現させることほど、楽しいことはありません。
●大学教育は本来、自分で考える能力を育成するためにあります。
●日本の大学教育は教授の理論を学ぶだけ。新しい発想が出てきません。
●自分で行う大学教育。それは自分の頭で考えるトレーニングを積むことです。
●教科書に載っていて試験に出た知識でさえ、時代とともに変化していきます。
●新しい知識を学ぶと前頭葉が刺激され、うつ病や依存症の予防になります。
●過去も未来も関係ありません。今が重要なのです。
●心にショックを与える出来事が起きたら、そこをスタートとして現実的な解決法を考えます。
●大切なのは〝今〟。過去の栄光は何の意味もありません。
●仕事相手も〝過去〟の実績ではなく、〝今〟の実力を見極めるようにしましょう。
●気持ちを落ち込ませないこと。未来への不安に押しつぶされないこと。

装丁●明日修一
表紙写真●岩本幸太

第1章

コロナで本当に怖いのは心の病です。

新型コロナウイルスをきっかけとする心の病が増加しています。

新型コロナウイルスが世界を襲い、ウイルス蔓延の恐怖、非常事態宣言、自粛ムードによる憂鬱な気分、全国の学校の休校、テレワークなどを原因とするコロナうつ、コロナイライラ、コロナ離婚、コロナパニック障害、アルコール依存症、過食症等の「コロナウイルス 心の病」が増加していることが話題になっています。

非常事態宣言が解除され、元の自由な生活が戻ってくるのかと思っていたら、いったん数が減ったと思われた患者数が再び増え始め、解放感が少しも訪れません。

いつまた非常事態宣言が発令されてもおかしくない状況です。

２０２０年７月９日には世界保健機関（ＷＨＯ）が、新型コロナウイルスの微粒子による空気感染の可能性を排除できないとの見解も示しました。

世の中全てを新型コロナウイルスによる閉塞感が覆っている不安な時代です。

日本人にとって「コロナウイルス　心の病」が本格化するのは、これから。「ウィズコロナ」の時代からなのだと精神科医である私は考えています。

非常事態宣言が解除されても経済は悪化し続け、ますます厳しくなっています。

「上場していれば代表取締役の連帯保証なしで銀行借り入れができますが、われわれ規模だと連帯保証が必要になる。実際に借り入れをしています。キャッシュフローが回りませんから。でも借り入れをするたびに連帯保証が必要となるので、だんだん不安が大きくなってくる。やっぱり溶けちゃった過去の売り上げのための借り入れですから、怖いですね」と、タリーズコーヒージャパン創業者の松田公太さんがワタミ株式会社の創業者・渡邉美樹さんにラジオで話されているのを聴きました。

松田さんはタリーズを創業し、大成功させました。

事業を伊藤園に売り、参議院議員をされたあと、現在は若者に人気のパンケーキ店「エッグスンシングス」を経営されています。

「先が見えていれば、そのために『借りよう』と思えますし、設備投資で売り上げを伸ばそうというような前向きな気持ちであれば『いくらでも借りてやろう』となるのですが……」

松田さんは「エッグスンシングス」の社長は別の人に任せていましたが、借り入れのために自ら社長になりました。

「結局、連帯保証人になって責任がとれるのは、自分しかいませんから」

新型コロナウイルスで政府から自粛要請が出て、お店を閉め、その間の家賃などの維持費を銀行から借りてまかなう。

しかし、この借り入れは溶けたお金に対する埋め合わせに使われるだけで、少しも利益を生みません。

緊急事態宣言が解除され、仮に元のようにお客さんが来るようになっても、借りたお金を返していかなくてはならないのです。

そのためには、以前よりも余分に稼ぐ必要があります。

しかしながら、「余分に稼ぐ方法」があれば、松田さんもすでに実行しているはずです。非常事態宣言が解除されたあともじわじわと感染者数が増えているため、人々は外に出たがらない状況が続いています。

飲食店には、お客さんはなかなか来ません。

それだけでなく、①密閉空間（換気の悪い密閉空間）、②密集場所（多くの人が密集している）、③密接場面（互いに手を伸ばしたら届く距離での会話や発声が行われる）の3密を避けるために、お店も半分くらいのお客さんしか入れることができません。

これから長く続くウィズコロナの時代に世界的な不景気が襲ってきます。

「溶けてしまったお金」を取り戻していくのは、松田さんほどのアイデアと商才に恵まれた経営者でもかなり難しいことなのです。

ブルームバーグの報道によりますと、6月24日、国際通貨基金（IMF）は新型コロナ

世界経済　**主要国の実質GDP成長率の見通し**

○ IMFの予測では、2020年の実質GDP成長率は、G７諸国で全て▲5%を超えるマイナス成長となる見込み。
○ 中国の実質GDP成長率も＋1.2%まで落ち込む見込み。

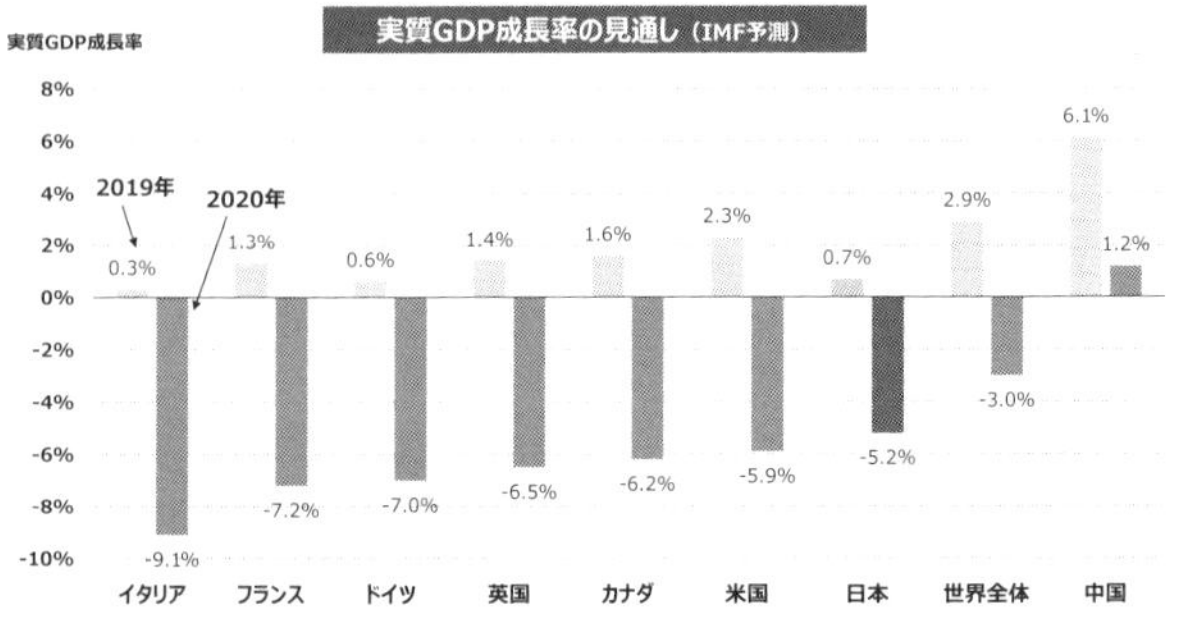

（出所）国際通貨基金（IMF）「World Economic Outlook, April 2020」を基に作成。

5月14日の未来投資会議で基礎資料として出された世界のGDP予想。
本文にもあるように6月にはさらに下方修正された。

ウイルスで打撃を受けている世界経済の見通しを一段引き下げ、２０２０年の世界の国内総生産（GDP）は4・9%のマイナスになると予想しています。

大恐慌時代以来、最悪の状況という景気低迷を警戒してきたIMFが、さらに悲観的な見方を強めたのは、ソーシャルディスタンス（社会的距離の確保）などの感染対策による需要への打撃（3密状態を避けるためにお客さんを少なくしないといけないこと）が続いていることに加え、ロックダウン（都市封鎖）措置による供給ショック（製品を製造するための部品などが生産できていない。もくしは生産ができていても、国や地域の交通が遮断されているために運ぶことができないこと）が予想以上に大きかったことを反映しているからだと説明し、ほとんどの国の消費見通しを引き下げました。

リーマンショックの時が０・１％のマイナスであったことを考えれば、今回はその49倍です。

もちろん、世界的にだけでなく、日本国内でも同じ状況が起きています。

松田さんが心配されているのは、このような状況では、どんな工夫をしても利益の拡大は難しいのではないか、ということです。

新型コロナウイルス感染拡大阻止のための非常事態宣言も日本経済に大きなショックを与えましたが、感染者数が増え続け、不安な状況が長引く「ウィズコロナ時代」はさらに大きなマイナスを生むと考えられます。

企業もコロナの自粛期間は借り入れで乗り越えることができましたが、大変なのは借金を返済していかなければなければならない、これからなのです。

経済的な危機が、コロナイライラ、コロナうつを引き起こしています。

２０２０年４月には、練馬にあるとんかつ屋の店主が全身火傷を負って亡くなったのが大きな話題となりました。

とんかつ屋から出火し、遺体にはとんかつ油を浴びたような跡があり、自殺の可能性が高いと見られています。

原因は、新型コロナウイルスによる自粛によって、経営に行き詰まったからだといわれています。

店主は東京五輪の聖火ランナーに選ばれ、練馬区内を走る予定だったそうです。

経営が行き詰まったことに加えて、楽しみにしていた東京五輪が延期になったのが自殺の原因なのかもしれません。

コロナ倒産は報道されているだけでもかなりありますが、マスコミに載らない小さなお店や工場を入れれば何倍にもなると考えられます。

しかし、松田さんと同様、本当の困難が待ち受けているのは、借金や補助金などでとりあえず非常事態宣言期間を乗り切ったウィズコロナの時代からなのです。

経営者の生活が苦しくなるということは、雇用者の生活も厳しくなるということです。

旅行代理店大手のエイチ・アイ・エス（ＨＩＳ）は２０２０年夏の賞与（ボーナス）支給の見送りを決めました。

新型コロナウイルスの感染拡大によりツアーのキャンセルが相次ぎ、業績が悪化しているためです。

同業のＪＴＢは、「冬のボーナスはなし」と発表しました。

5月29日に発表された4月の雇用統計によりますと、パートやアルバイトなどの非正規雇用者は２０１９万人となり、前年同月比で97万人の減でした。

比較が可能な２０１４年1月以降で下落幅は過去最大です。

4月は自殺者が前年同期比で19・7％減の１４５７人と大幅に減少しており、「テレワークやオンライン授業のために対人ストレスが減ったから」といわれていますが、私はそれを楽観していません。

例えば、会社から給料はもらってはいますが、実際には仕事をしていない〝休業者〟は4月には約600万人となり、働く人の1割近い数となっています。

日本は社員を簡単には解雇できない制度となっており、そのおかげでとりあえずはこの〝休業者〟たちのクビはつながり、恐らくは〝夏休み気分〟で休業期間を過ごしてきていたのではないでしょうか。

しかし、彼らが勤めている会社が厳しくなるのはこれからです。

そういった意味では彼らは、会社が何とかしてくれる、とのんきに構えていますが、実際的には〝失業予備軍〟なのです。

失業しても、ウィズコロナが原因で景気が低迷する時代には、以前ほどの収入を得られる仕事を手に入れることはできません。

収入が減るのはまだいいほうで、職に就けない場合もあるでしょう。

その場合は、日本の手当ては欧米と比べてはるかに乏しいものです。

しかも、ワクチンができればこの危機が終了するのか、特効薬ができれば終わるのか、それがいつできるのか、先行きがまるで見えません。

ウィズコロナの時代には、生活が厳しいことから、コロナイライラを起こしたり、それが積もりに積もってコロナうつになったりする可能性が現在よりもはるかに高いのです。

親だけでなく、子どもへの虐待リスクも増え、心に傷を負う人たちがたくさんいます。

コロナで気持ちがマイナスになる原因は、仕事関係だけにあるのではありません。

この本の編集者が同僚の女性に、

「学校の夏休みが短くなるんですってね」

と話したところ、いきなりきつい声で、

「もう、なくなってしまえばいい」

と言われたたそうです。

高校生と中学生の２人の男の子を持つ優しいお母さんといったタイプである彼女の、意外なほどのきつい言葉に担当編集者は驚いてしまいました。

子どもが家にいることは、お母さんにとっては大変なことです。

お金も学校に行っているときとは比べ物にならないぐらいかかりますし、さらに共働きの場合、食事を用意しておくなど、負担が大変です。

彼女の場合は学校が始まれば問題は解決すると思われますが、２０２０年5月12日付の日経新聞電子版には「児童虐待が１～2割増　コロナ影響調査、厚労省」という記事が掲載されました。

新型コロナウイルスの感染拡大により、ずっと親子が顔をつき合わせていることになるため、子どもに対する虐待リスクが高まり、厚生労働省が１月から3月に児童相談所で虐待として対処した件数が、前年同月比で1割から2割増加していたそうです。

ここまで来てしまうと、学校が始まったから即、解決というわけにはいきません。

冬になり、例年通りの風邪やインフルエンザとともに、新型コロナウイルスが流行すると、冬休みはどうなってしまうのか、２０２１年の春休みはどうなってしまうのか、さらには夏休みは……と考え始めると、不安はますます高まるばかりです。

親も子どもも心に傷を負い、アフターコロナの間にそれはどんどん深くなっていく可能性が十分に考えられます。

拒食症をはじめ、物事に集中できない子どもも、自傷行為をする子どもが増加しています。

担当編集者の知り合いの娘さんは有名公立中学で上から4番目の成績、しかも運動も抜群にできて、学校では人気者でしたが、休校のために拒食症になってしまいました。家が裕福でなく、経済的な事情で塾にも行けなかった彼女にとって休校は大きなショックでした。

しかも彼女が通う公立ではオンライン授業もなく、「ほかの学校の生徒に後れをとっているのでは、と追いつめられたのかもしれない」とお母さんが話していたそうです。

拒食症は学校が再開してからも治っていません。

国立成育医療研究センターが6月22日に「新型コロナウイルスに関する調査で、小学生以上の子どもの40％以上が『コロナのことを考えるといやな気持ちになる』『最近集中できない』と回答するなど、多くがストレスを感じている」との結果を公表しました。自傷行為をしたり、暴力を振るったりすることがあると答えた子どもも10％いたそうです。

もちろん、この問題は自粛解除になっても解決していません。

大人のアルコール依存症、子どものスマホ依存症など新型コロナウイルスが心を蝕んでいます。

「ステイホーム」の影響で、アルコール依存症も増加しています。

買い物依存症を頭に思い浮かべてもらえればよくわかるのですが、依存症というのは、独りでいるときに生じやすい心の病です。

例えばグループで行う買い物依存症というのは聞いたことがありません。

依存症というものは、他人とのつながりが持てないからなることが多いのです。

居酒屋が休みであったり、夜7時以降は閉めていたりしたために家でお酒を飲み、つい飲みすぎてしまう。

あるいは、テレワークなどでずっと家にいることで、つい昼間からお酒に手を伸ばすことからアルコール依存症は始まります。

アルコールは薬物ですから体に耐性ができます。

毎日飲みすぎるほど飲んでいると、しだいに量が増え、そのことにより、依存が始まるのです。

また家にいることが多いと運動不足になったり昼間に寝てしまったりして、夜眠れないということが起こります。

そのため、寝酒を始めると、それが習慣になり、量が増え、お酒なしには眠ることができなくなります。

アルコールの量が増え、耐性ができてしまうと、会社に行くことになっても依存が元に戻らなくなります。

そのほか、コロナでの自粛を契機として、スマホ依存症も増加しています。

特に、子どもに増えているのです。

子どもが家にいて、手がかかる。

スマホでもやっていてくれれば親は楽です。

そのため、以前は「スマホでゲームばかりしていちゃダメよ」と注意していたのが、放っておくようになります。

スマホのゲームは面白いようにできており、大人でさえ夢中になるのですから、子どもはすぐに依存症になり、学校が始まっても、その依存からは簡単に逃れることができなくなります。

ステイホームや収入減による夫婦の諍《いさか》いが原因で、コロナ離婚が増えています。

さらに、ステイホームがきっかけとなって「コロナ離婚」も増えています。

バイオリン奏者でタレントの高嶋ちさ子さんが2020年7月3日放送のテレビ朝日『ザワつく！金曜日』で、新型コロナ感染拡大による自粛生活中、夫が家にいたときには

「しょっちゅう喧嘩になっていた」と発言していました。

テレワークの推奨により、これまでは会社に行っていた夫が在宅勤務となったものの、実は家でゴロゴロとしているだけ。

手間がかかる子どもの面倒を見てくれるわけでもなく、まるで大きな子どもがひとり増えたようになって、さらに負担が大きくなってしまい、夫婦仲が悪くなるケースが増加しています。

大人の男と女ですから、一度間に入ったヒビは簡単には修復することができません。

交通費などの経費節減や世間体を気にするなどの理由で、自粛解禁後もテレワークを続ける企業も数多くあります。

テレワークがうまくいっているからオフィスの部屋数を減らそう、という会社も増えています。

そのため、旦那が家でゴロゴロしている生活が続くケースが増えています。

ウィズコロナ後の景気の悪さがコロナの感染期の長さを超えるとすれば、経済的な要因も夫婦仲を悪くしていきます。

4月5日には東京都江戸川区で、夫が妻を平手打ちにし、倒れた妻の頭の打ちどころが悪くて、死んでしまったという事件が起こりました。

2人は近所でも評判のおしどり夫婦でした。

仲の良かった2人を追い詰めたのは、妻の「あなたの稼ぎが少ない」という言葉です。傷害容疑で小岩署に逮捕された夫は「カッとなった」と犯行の動機を自供しています。

テレワークが続く限り、二人きりで狭い家にいるために起こる夫婦間の諍いは増えるばかりです。

夫婦間のDVも増加しています。

自粛時期に話題となった「コロナ離婚」は、今後さらに増加することは間違いがありません。

マスコミがあおるせいで、過度にコロナに感染することを恐れる神経症も増加しています。

先日、私がマスクをしないでエレベーターに乗っていたところ、止まった階で乗ろうとした人が乗ってきませんでした。

新型コロナウイルスは東京都で一番多かったときでさえ、感染者は１０００人に１人でした。私が感染者である確率は、まずありません。

私がその時点で新型コロナウイルスに感染していた確率は、１０００分の１か１万分の１です。

しかも、たとえ私が感染していたとしても、顔をすごく近づけたり、キスでもすれば別でしょうが、エレベーター内で離れたところにいて、自分もマスクをしていれば、感染する確率は極めて低いわけです。

それなのに、です。

担当編集者がケント・ギルバートさんと電車に乗ろうとしたときに、ケントさんが慌ててマスクを探し始めたそうです。

「マスクをしないで電車に乗ると、周りの目がすごいんだよ」

とケントさんはおっしゃったそうです。

２０２０年2月には福岡の地下鉄に隣同士で座っていた乗客２人が、片方が咳《せき》をしているのにマスクをしていなかったことで口論になり、指摘した男性が通報ボタンを押して喧嘩となってどちらも下ろされてしまうという出来事が起こり、話題になりました。

テレビなどで「新型コロナウイルスに感染すると死んでしまう。感染力が強く、たちまちうつってしまう。ウイルスが神経系にダメージを蓄積させ、味覚障害や嗅覚障害、物忘れの進行などの後遺症が残る」というような不安をあおる報道が山ほどされ、本来は確率的にものを考えるべきなのにみんながそれをできなくなっているのです。

もちろん、手洗いもしたほうがいいですし、マスクもしたほうがいいでしょう。

しかし、たまたまマスクをしていなかったからといって、感染者のように見たり、暴言を吐いたりするようになり、新型コロナウイルスに対する恐怖感が極端に強くなってきますと、もうそれは不安神経症に近いのです。

不安神経症は、みんなが心配していることを10倍とか１００倍ぐらい心配する病気で、本人が主張する内容は少しもおかしくはありません。

コロナが怖いとかうつるのが怖いというのは誰もが、多かれ少なかれ感じていることです。

しかし、何かが少し手に触《ふ》れるだけでアルコール消毒をしないと不安だとか、周りがみんなマスクをしていないと怖いだとか、必要以上に強迫的になり、何もかもが恐怖の対象に見えてしまうと、それはもう不潔恐怖や消毒強迫と言われても仕方ない状態です。

こういった神経症もワクチンや特効薬ができるまで続くだけでなく、人によってはコロナ問題が解決後も、コロナ以外のウイルスや細菌が怖いという恐怖の対象が変わるケースもあり、長引く場合もあります。

ステイホームが原因で、お年寄りはボケたようになったり、足腰が弱ったりしています。

お年寄りに多いのが、ステイホームのために、本当はボケていないのにボケたような症状になるケースです。

家に閉じこもって脳を使わなかったり、体を動かさないようにしていますと、もともとはそれなりに頭を使っていたからボケていなかったのに、簡単にボケたようになってしまいます。

アルツハイマー病というような脳の変性が家に閉じこもることで起こるわけではありませんが、脳がもともと老化しているのに使わないと、本当に脳の機能が非常に落ちてきて、半ボケのような状態になります。このこと自体も悲劇ですが、そのボケたような状態が長期間続くと、本当にボケてしまうのです。

また軽い認知症の人は脳を使わないと、すぐにもっと重い認知症になってしまいます。脳を使わないとかなりの確率でそんな状態になってしまうのに、コロナが怖いからといってデイサービスに行っていた人が行かなくなるケースが増加しています。

コロナにかかる確率から考えると、ボケたような状態になる確率のほうが１０００倍ぐらい高いのに、行かないのです。

また、動かないと足腰も弱ってきます。

コロナに感染するのが怖いからといって部屋に閉じこもっていますと、足腰が弱って「ロコモティブシンドローム」を招くことになります。

ロコモティブシンドロームとは筋力の低下などによって「運動器」――足腰など――が動かなくなり、「要介護」になるリスクが高い状態を指します。

病院に行く必要があるのに行かないという異常事態が起き、多くの方が亡くなっています。

コロナ騒動で本当に必要なことは何かが、わからなくなっているのです。

お年寄りでなくても、病気なのにコロナが怖いから医者に行かない人も多いと聞きます。

これはもう、かなりの異常事態です。

過去４年間の平均より４月だけで東京では約１０００人（約10％の増加、同時期のコロナ死は約１００人）の人が多く亡くなり、超過死亡が多いと話題になりました。

テレビなどでは「隠れコロナ死」だといわれていましたが、私はそうは思いません。

「隠れコロナ死」であれば３月も超過死亡が多かったはずですが、３月は例年よりも少なかったのです。そもそもコロナで死ぬ人の10倍も隠れコロナ死であるというのは考えられないでしょう。

私は、このなかにはお年寄りが数多く含まれていて、本来なら病院に行かないといけなかったはずの人が行かないために亡くなったということがたくさん起きていたのだと思います。

そして、これは非常事宣言が終わってもなくなっていません。いまだにコロナに感染することを過剰に恐れ、病院や老人施設を怖がっている人が多いのです。ウィズコロナの時期になっても、ほとんど改善されていません。

実際、経営が厳しい病院が増加しています。

担当編集者の知り合いの歯医者も、ずっと順調に経営してきていたのですが、コロナ騒動で患者が減少し、非常事態宣言解除後も患者数の減少問題が解消せず、給料が高い経験豊かな歯科衛生士さんたちからリストラを始めたそうです。

東京女子医大では夏のボーナスがゼロで400人の看護師が退職を希望しているというニュースも話題になりましたし（最終的に支払われましたが）、三割の医療機関で夏のボーナスはカットされたとの報道もありました。

ステイホームによる過食や肥満……コロナウイルスは精神の危機を引き起こしています。

「ステイホーム」によって、過食や肥満も増加しています。

過食は、「食行動異常」と呼ばれる心の病の一種です。

一般的に食べ物は、「愛情の証」といわれています。

人間は、寂しいとき、欲求不満の強いとき、不安が強いときに、食べることによってそれらを埋め合わせするという行動を起こしがちです。

そのうえ、運動不足で、手持ち無沙汰ですから、食べる行為が続いてしまうのです。

また人間が肥満を避ける理由には、他人に見られているということがあります。

しかしステイホームであれば、他人の目を気にする必要がありません。

そのため、一日中パジャマで過ごし、食べすぎて肥満になるケースが多々あるのです。

新型コロナウイルスは、ウイルス自体の危険性以上に、ウイルスを過度に恐れることから引き起こされる精神的な危機を招いているのです。

不安神経症は、みんなが心配していることに関して、10倍ぐらいとか100倍ぐらい心配する病気です。

流行り言葉のようになった「コロナうつ」について、お話をします。

最初にご説明したいのは、神経症と精神病はまったく異なる病気だと考えられているということです。

朝から晩まで機会があればアルコール消毒をしている状態は神経症です。

「不安神経症」や「強迫神経症」はその言葉から医療関係者以外もなんとなく理解ができるように、心の悩みが異常に深すぎてしまう病気です。

不安神経症や強迫神経症は、みんなが心配していることに関して、10倍ぐらいとか100倍ぐらい心配する病気で、本人が言っている内容は別におかしくはありません。

そこが、普通の人が変に感じる内容の統合失調症などの妄想とは異なるところです。

例えば、コロナに感染するのが怖いということは、みんなが多かれ少なかれ、感じていることです。

コロナの感染恐怖で神経症になっている人は、その不安が普通の人よりも100倍ぐらい強いのです。

汚いものに触れたときにアルコールで拭《ふ》くことは誰もがしますが、それをしないと気が済まなくて1日に100枚もアルコール綿を使ったりすると、神経症と見なされるのです。私の診《み》た手洗い強迫の人は、1回手を洗うと3時間から4時間かけないとやめられませんでした。

ですから、神経症の人たちのかなりの部分は、ちょっとやりすぎかなとは思っているかもしれませんが、自分が病気だという意識が希薄なようです（もちろんやりすぎがひどいという自覚をもって医者にくる人もたくさんいます）。

これは前書きでも触れました、アルコール依存症の人が「自分は他人よりも少しお酒は飲みすぎてはいるが、依存症と呼ばれるほどはひどくない」と考えているのと同じ状況だと考えれば、わかりやすいと思います。

しかしながら、きちんと治療を受けていないと、そのことばかりを考えて仕事の能率も落ちますし、人前に出られなくなり、通常の社会生活を送るのに支障をきたすようになります。

自分では「お酒を飲みすぎている」と考えていて、本当は「依存症」の人が、次の日に二日酔いで仕事がはかどらないのと同じ状況です。

ですから、治療を受ける必要があるのです。

不安神経症や強迫神経症は現在、認知行動療法や外来森田療法などの確立された治療法があり、かなり治るようになっています。

うつ病には神経症とは異なり、心に対するショック以外が原因となってかかることもあります。

精神病が神経症と大きく異なる点は――うつ病と統合失調症の2種類を精神病と言いますが――その一つの特徴として、他人から見れば何の原因もないのにかかることがあるということです。

つまり、うつ病というと世間の人たちは、親が死んだとか失恋のショック、失業のショックが原因でかかる病気だと思われがちです。

たしかに、そういった原因があってなる人もいます。

次の章で説明しますが、うつ病にはセロトニンという脳内の神経伝達物質が深く関係しています。

セロトニンは、ストレスによるイライラを抑えて心身の安定や心の安らぎなどにも関与することから、「幸せホルモン」とも呼ばれている脳内物質です。

何かの原因でショックを受けると、恐らくはセロトニンの減少が起きがちなのだと考えられています。

ところが何の要因もないのに、うつ病になる人もいます。

これも少なくとも脳内の神経伝達物質に何らかの異常が起こっているのですが、本人にわかる原因はないのです。

このセロトニンは、肉を食べてたんぱく質を摂《と》ったり、太陽の光を浴びたり、運動をすることによって増加します。

しかしコロナでステイホームになると、家に閉じこもって日に当たらない、コンビニ弁当や出前ものばかりを食べて栄養が偏る、などの状況になり、セロトニン不足のため何の心理的な原因もなく、うつになる可能性を非常に高めてしまうのです。

多くの人たちは、「コロナで失業するから、うつになる」と考えているかもしれませんが、ただ家に閉じこもっているだけでうつになるケースは、コロナに感染するよりも確率が非常に高いことを覚えておいてほしいと思います。

ウィズコロナの時代、コロナに注意しすぎて外出を控える生活が長引けば長引くほど、うつになるケースは確実に増加します。

現在、「新しい生活様式」ということがいわれています。

ウィズコロナの「新しい生活様式」では、食事のときに向き合って食べてはいけないとか、おしゃべりをしてはいけないとか、そんな決まりができて、実際、学校の給食を食べるときも、無言で食べているそうです。

しかし、人間はおしゃべりをすることによってストレスが解消されたり、相手に親近感を覚えたりする生き物ですから、精神医学的には非常によくない行為が強制されているのです。

不安なときには、親しい人に話を聞いてもらうだけでも気持ちが楽になるということがあります。

それが禁止されているのです。

さらに、アフターコロナの大きな問題が、たとえばカラオケであれ、ライブハウスであれ、映画館に行くことであれ、ストレス解消の手段が非常に制限されているということです。

コロナに感染するのが怖くて行けない状況になっているのです。

「お酒を飲んで愚痴をこぼす」という行為は、日本人のストレス解消の最大の手段であり、グループセラピーのように機能していましたが、居酒屋などが自粛要請中の現在、行うことが困難になっています。

実際、多くの居酒屋はガラガラです。

ウィズコロナは人間を神経症にしたり、うつ病にしたりする要素がいっぱいです。

うつ病は早く治療をすれば治りますが、治療が遅れると、なかなか治りづらくなるやっかいな病気です。

うつ病は早期発見が大切なのです。

コロナに対する不安が高まるなか、心の危機をチャンスに変える方法があります。

さらに複合的な病が起こることもあります。

例えば、うつ病の人は夜眠れないからといってお酒を飲むようなことが非常に多いのです。

そうすると、うつ病からアルコール依存症になり、さらにアルコールは脳の中のセロトニンを減らす作用があるために、うつ病がますます悪化するケースがあります。

お酒を飲んだおかげで、最初のうちは眠れるようになりますが、セロトニンの減少により、だんだんより苦しくなったり、不安感が強くなったりします。

それを紛らわすために、さらにお酒の量が増えていきます。

一番怖いのは、うつ病のときに大量のお酒を飲み、それでも眠れなかった場合にやけくそになって自殺する人がすごく多いのです。

うつ病になったらお酒は絶対に飲んではいけないはずなのに、日本人はうつ病だとの自覚を持っている人が少ないうえに、精神科に偏見があるものですから、医者に行かずにお酒に走る人が多いのです。

眠れるようにするためには、本当は医者から処方してもらった睡眠剤のほうがいいのに、「薬は体に悪そうだけれども、お酒だったら大丈夫」と思い込んで飲みます。

しかし、本当は逆なのです。

非常事態宣言が解除されても、新型コロナウイルスは収束しませんでした。

治癒しても、後遺症が残る、脳にも影響があるなど、不安を感じる報道には事欠きません。

そんななか、ますます心を病む人が増え続けています。

新型コロナウイルス騒動で心を病んだ場合、どうすればいいのか？　どんな状況になっても心の病にかからない（正確には「かかりにくくする」）ためにはどうすればいいのか？

この騒動をチャンスに変え、人生を切り開いていく前向きな生き方をつかむにはどうすればいいのか？

次の章からは、これらのことに関して詳しく解説していきます。

第2章

心の病かなと思ったらとにかく病院へ。

自分は心の病にかかっているかもしれないと感じたら、すぐに病院へ行ってください。

~2週間以上続く不眠は、うつのサイン。眠れないときは、お医者さんへ~

この標語を覚えていらっしゃいますか？

何かと評判が悪かった２００９年から２０１２年まで続いた民主党政権にも、確実に成果を上げた政策が一つありました（私は東日本大震災の後、ずっと国会を開いていた点など、コロナが蔓延していても国会を開かない自民党よりましな点はいくつかあると思っていますが）。

１９９８年から12年連続、日本の自殺者は３万人を超えていました。これに対して、当時の民主党政権は精神科医の協力を得て、かなり大規模な自殺対策を打ちだしました。

２０１０年に中高年の自殺に「うつ病」が起因している事例が多いとし、２週間以上の不眠が続く場合は、「うつ病のサイン」で治療が必要だと、全国の医療機関に「お父さん、眠れてる？」というポスターを貼り、早期の治療に結びつけました。

その結果、２０１２年には自殺者が年間３万人を切りました。

そして２０１８年には、２万１０００人以下になっています。

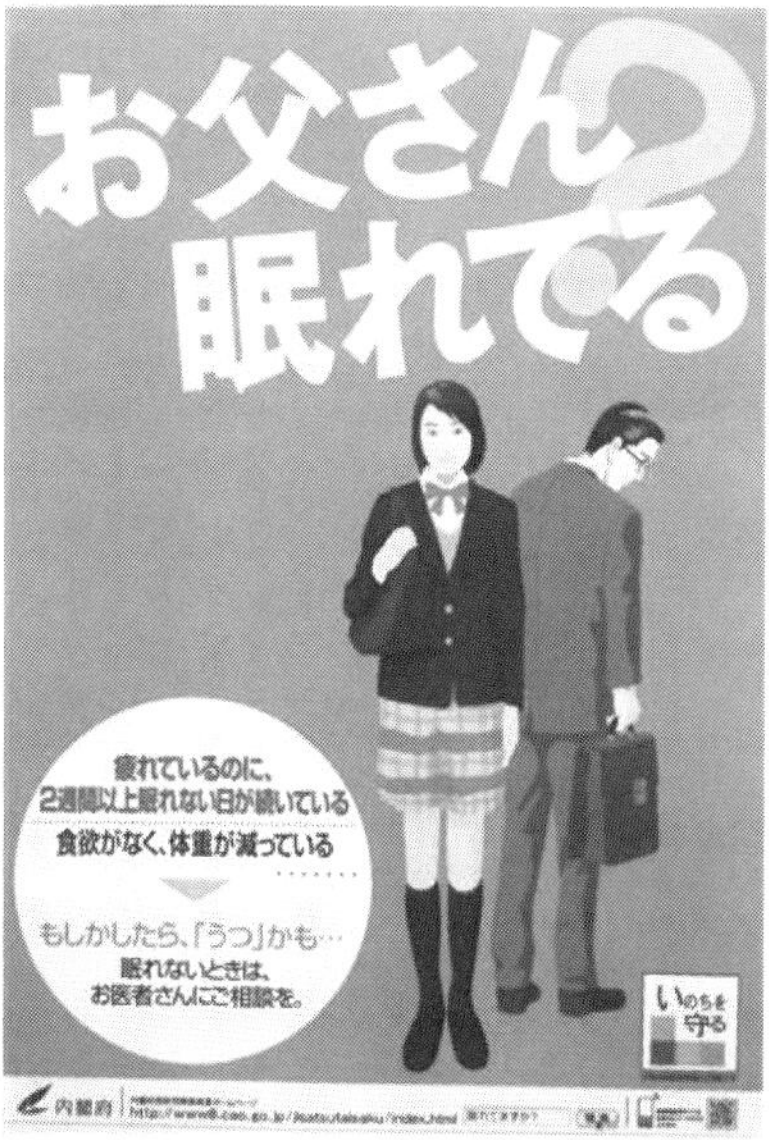
お父さん
眠れてる？
疲れているのに、
2週間以上眠れない日が続いている
食欲がなく、体重が減っている
もしかしたら、「うつ」かも…
眠れないときは、
お医者さんにご相談を。
いのちを守る
内閣府

しかしながら自殺者が３万人を超えていたそれまでの14年間で、約45万人が不本意な死を選んでいたのです。

民主党政権の政策の成功は、「眠れない」という初期症状のうちに的確な治療を受けさせることにより、自殺のリスクを減らしたことにありました。

最善の「うつ病対策」は、とにかく早く治療をすることなのです。

第1章で神経症とうつ病の違いについて簡単に触れましたが、不眠も神経症とうつ病ではタイプが異なります。

不安神経症の場合は、心配ばかりしていますから、寝つきが非常に悪いケースが多いのです。

ところが眠ってしまうと、まず起きません。寝ている間は心配をしないからです。

うつ病の場合は、寝つきが悪いということも時折ありますが、それよりも何回も目が覚めてしまったり、早朝覚醒と言いますが、朝の3時や4時ぐらい目が覚めてしまったりします。

食欲が落ち、一日中体がだるくて、何もしたくなくなります。

患者さんにお話を聞きますと、まるで39度くらいの熱が出ているような、大変なだるさなのだそうです。

うつ病の人に「頑張れ」と言ってはいけないとされているのは、頑張ることができないからです。

熱もないのに39度ぐらいの熱を出したようなつらさなのですから、頑張ることが困難なのも当然です。

「自分はもしかしたら、神経症かもしれない」「もしかしたら、うつ病かもしれない」と不安を抱いたら、まずは医療機関にかかることです。

精神科でも心療内科でもかまいません。

日本は精神科に関しては偏見の多い国で、精神科に行くと保険証が汚れるとか、他人に知られたら通常の社会生活が送れなくなるとか、世間体を気にしてかかりにくい現状があります。

うつ病は命まで奪う大変な病気です。真面目な人ほど、かかる確率が高いのです。

しかし、うつ病を甘く見ていると大変な事態になります。

実際にうつ病が深刻化した場合、悪化して自殺にまで至るケースがかなり多いのです。

うつ病になると10人に１人は自殺未遂をします。

そして、１００人に１人は本当に死んでしまうとされています。

自殺にまで至らなくても、仕事や家族を失い、元の生活を取り戻すことが困難になってしまいます。

私は30年以上精神科医をやっていますが、うつ病であれ、アルコール依存症であれ、不安神経症であれ、心の病にかかる人には、「自分はダメだ」と思い込んでいる真面目なタイプが多いのです。

世間のイメージでは、アルコール依存症というと、飲んだくれのオヤジみたいなタイプを思い浮かべます。

たしかにそういった人もいるにはいますが、多くのアルコール依存症の患者さん、少なくとも治療場面で出会うアルコール依存症の患者さんは、真面目すぎるほど真面目な人が多いのです。

物事を完全に成し遂げなくはいけないと思い込んで不安が強くなり、イライラしてお酒を飲みすぎてしまう。

あるいは夜、心配事を考えているうちに飲まないと眠れなくなる。

そういったふだんはくそ真面目で四角四面で、仕事や生活をしていくことに、常にストレスや不安を抱いているタイプが多いのです。

お酒を飲むと、ちょっと気持ちが楽になりますし、いろいろなことを忘れることもできます（大切な約束を忘れる人もいますが）から、このタイプの人はそこに逃げてしまうのです。

心の病には変な人とか変わった人とか、おかしなことを言っている人がかかる病気だという偏見があります。

ところが現実には、他人の気持ちなんて考えもしない人や、いい加減なことを言っても正しいと自分で思い込んでいる人とか、雑なタイプは心の病にはあまりかからないのです。

うつ病であれ、アルコール依存症であれ、不安神経症であれ、繊細すぎるほど繊細な人がかかりやすいのです。

ですから、心の病になることが恥だと思わず、ならないヤツのほうが変なヤツらだと思って、自分のことを信じて医療機関にかかることです。

うつ病は心が弱いからかかるわけではありません。誰でもかかる可能性の高い病気です。

心の病は、「病」と書くように病気です。

風邪をひいて恥ずかしいと思う人がいないように、心の病にかかっても何も恥ずかしいことではありません。

例えばアルコール依存症であれば、どんな人でも一定期間、連続的にアルコールを摂取すれば罹患《りかん》するという実験結果もあります。

冬に裸で寝れば風邪をひくように、誰でも条件が整えばアルコール依存症になるのです。

うつ病も同じです。

うつ病に罹患する条件が整えば、誰でもかかります。

心が弱いから、かかるわけではありません。

うつ病に関していえば、患者さんは日本に３００万人いるといわれています。

そのうち医者にかかっている人が１００万人です。

さらに言うと、女性の場合、15パーセントから20パーセントの人が一生のうちに一度はうつ病になるといわれており、男性も10人に１人はうつ病になるといわれています。

ですから、自分は特別な病気にかかったとは思わないことです。

うつ病も神経症も、インフルエンザと同じように誰でもかかる可能性が高い、ごくふつうの病気なのです。

受診するときは、大きな病院よりも経験豊かな医師がいるクリニックをお勧めします。

病院に行く場合は、大学病院よりもベテランの医師がいるクリニックのほうをお勧めします。

大きい病院に行くと混んでいて、時間をかけて診てもらえませんし、大学病院の医者たちはふだんは動物実験ばかりをしているような人たちばかりなので、他人の話をきちんと聞いてくれないケースが多いのです。

精神科の医者の場合、精神科はどういう仕事かというのが医者それぞれにより定義が異なります。

はっきりとした病名がつく病気にならない限りは診ないというタイプもいれば、困っている患者さんがいれば重くなる前に診て、悪くならないようにしてあげようという考え方の医者もいます。

金儲けに走っている医者であれば、患者さんの話を聞いていたら10分も20分もかかってしまって儲からないので、うつ病だとか統合失調症だとか、はっきりと症状が出て、薬で治る病気しか診ないという人もいます。

しかしながら、親身になって話を聞いてくれる医者もいますから、いろいろなクリニックに行ってみることです。

精神科では、経験年数の多い医師のほうが、認知療法や認知行動療法、森田療法などを上手に応用してくれます。

たとえば森田療法に慣れていない医者から、「あなたはそのことを考えすぎるから余計に具合が悪くなるんですよ」と言われても、具体的にどうしていいのかわかりません。

わかりやすく言えば、歯が痛いときに、「歯が痛いことを気にするから痛くなる」「痛くならないように、痛いことを考えないようにしましょう」と教えられても、どうしても痛いから歯のことを考えてしまうわけです。

そこでくだらないジョークを飛ばして笑わせて、それで「ほら、今、痛くないでしょ」とか言ってくれる医者のほうがお勧めなのです。

気にするなと言われても気にしてしまうわけですが、誰かのスキャンダルであれ、笑い話であれ、何かほかの話題を持ってきて、気を紛らわせることで痛くないという経験をさせてくれる、そんな技術を持った医師に出会うことができれば一生の宝物です。

ドクターショッピングをして、あなたに最適の医者を探しましょう。

私はほかの病気はともかく精神科だけは、ドクターショッピング（複数の医療機関を次々と、あるいは同時に受診すること）をしてもいいと思っています。

相性もありますから一人目の医者が嫌だと思えば二人目、二人目が嫌であれば三人目と探していけばいいと思います。

いい医者を一人見つければ、自分が調子が悪くなったときに、一生相手をしてもらうことができるからです。

現在の世の中はストレスだらけです。

私は、精神科のかかりつけ医を持っておくことが人生に非常にプラスであると考えています。

精神科は医者によって考え方がまちまちで、場合によっては「心配しすぎです」で帰されてしまうケースもあります。

そうではなく、例えばあなたのこだわりに対して、「ちょっと、ものの見方を変えてごらん」「ほかの可能性はないのかな？」とか「あなたの言っていることは、どのくらいの確率で起こると思う？」とアドバイスしてくれて、あなたに発見や気づきを与えてくれる医者、あなたの悲観的なものの見方に別の視点を与えてくれるような認知療法的なアプローチをしてくれる医者に出会えれば最高でしょう。

私は、年配の患者さんのカウンセリングをするケースが多いので、足が弱ってきたとか、糖尿になったとか、便秘だとかに悩む患者さんのお相手をしています。

しかし、そういった症状は、3年先か10年先か時期ははっきりはしないけれども、どんな人にも必ず訪れます。

ですから、「ほかの人よりも早くこういった症状が出るのは、早めに準備ができるということですので、決して悪いことではありません。頑張って少しでもよくなるように治療をして、結果は神様にお任せしましょう」と話してあげます。

カウンセリングで大切なのは、あなたのものの考え方、ものを考える角度を変えてもらうことなのです。

ネットで調べて、カウンセリングをちゃんとしてくれる医者を見つけ、しかもその医者に話を聞いてもらって、心が楽になったような場合、その医者はあなたのかかりつけの精神科医として最適なのです。

神経症は薬だけでは治りません。薬は対処療法にすぎず、カウンセリングが必要です。

精神科や心療内科に行くと、診察があり、薬が出ます。日本では同じ日に、同じ医療機関で保険治療と自費治療を行うことはできないシステムになっています。

ところが保険診療で医療機関に入る金額はおおむね低額なので、長い時間をかけて保険診療でカウンセリングをしていると病院が赤字になってしまいます。

そのため、長時間のカウンセリングは自費治療になるケースが多いのです。

同じ医療機関で同じ日に薬を出して保険の利《き》かないカウンセリングまでしてしまうと、薬にも保険が利かなくなりますので、クリニックの医師は多くの場合、併設されているカウンセリングセンターの臨床心理士を紹介してくれます。

うつ病の治療は、こういうふうな生活をしなさいという生活指導があり、薬が出てカウンセリングしてくれるのが基本です。

症状にもよりますが、安定剤を服用すれば心が楽になる場合もありますし、うつ病がひどい場合は、薬で落ち着かせないと他人の話を聞くことができないこともあります。

神経症の人は、安定剤を飲むと気持ちが楽にはなりますが、実は安定剤というのは対症療法にすぎず、神経症の根本的な解決方法ではありません。

しかも体に耐性ができるので、前は一日一錠で効いていたけれども、二錠飲まないと効かなくなり、三錠飲まないと効かなくなりと、依存症になりやすいのです。

ですから、薬をもらうだけでなく、カウンセリングで、「あなたの不安には根拠がありません」と説明してもらったり、ほかの可能性もあると考えられるようにさせてもらったり、場合によってはグループ治療みたいことをする必要があります。

そのことによって起きるかどうかわからないことを心配する「予期不安」は「思考の矛盾」であり、現実にはやってみないとわからないことや、実は、あなたは変えられないことを不安に思っているのだ（つまり、じたばたしてもどうにもならない状態にある）ということを理解させてもらうようにするのが大切なのです。

心の病は〝社会的な死〟を招きます。カウンセリングを高額だとは思わないことが大切です。

神経症とうつ病の大きな違いは、うつ病は薬である程度よくなりますが、神経症の場合は先ほども述べましたように安定剤は対症療法にすぎません。

薬を飲めば少し楽になるかもしれませんが、根本的な解決ではありません。

カウンセリングが必要なのです。

うつ病は全部が全部というわけではないのですが、脳の病気と言うべきところがあり、薬物治療を受けることでよくなることが多いのですが、神経症は物事に対する考え方を変える必要があるのです。

臨床心理士によるカウンセリングは1時間に6000円から8000円で、決して安い金額ではありませんが、神経症やうつ病が重くなると仕事を失ってしまうこともあります。

そんな損失を考え、第3章で説明しますが、〝前向きな考え方〟をマスターすることができれば、あとになってみれば非常に安いものだったと思えるはずです。

例えばガンで手術をしなければ死んでしまう場合、手術費用が高くてもお金を払います。

それは、命はお金には代えられないからです。

精神の病の場合、直接命には結びついていないため高額に感じますが、神経症やうつ病が重篤になると、〝社会人としての死〟(最悪の場合は、自殺という形で本当の死もあり得ます）を招くことになります。

ここでお金をケチってはいけないのです。

安定剤は、効き目はありますが、依存性があり、だんだん量を増やさないと効かなくなってきますし、先ほどもお話ししましたように、根本的な解決方法ではないのです。

（セロトニンが原因か結果かは解明されていませんが、セロトニンの量を増やすことでうつ病は改善します。

また、うつ病のときに処方される薬は基本的には脳内の神経伝達物質であるセロトニンを増やす薬です。

うつ病の人の脳内ではセロトニンが減少しています。

セロトニンが不足するから、うつ病が発症するのか？　それとも、うつ病にかかったから、セロトニンの量が減っているのか？

セロトニンが減少するのが、うつ病の「原因」なのか「結果」なのかは、現在の医学では解明されていません。

わかりやすい例でいえば、風邪をひくとヒスタミンという物質が増え、鼻水が出たり咳《せき》が出たりします。

しかし、ヒスタミンが風邪の原因ではありません。

ウイルスが風邪を引き起こしています。

ですから、抗ヒスタミン剤を飲めば鼻水や咳は止まりますが、風邪のウイルスを殺すことにはなりません。

ただし、抗ヒスタミン剤を飲んで、鼻水を止めたり、あるいは解熱剤を飲んで熱を下げると、これはいわゆる対症療法ではありますが、ちょっと元気になり、食欲も出てきて、ものが食べられるようになります。

その結果、免疫力が上がり、風邪も治ります。

うつ病で医者にかかると、セロトニンの量を正常化させる薬が出ます。

しかし効き目が出てくるのは、それを飲んでから2週間ぐらい経《た》ってからです。

脳内のセロトニンの量が増えればうつ病が改善されることはわかっていますが、すぐに効果が出ないのは、もしかしたら、先ほどの風邪の例で挙げた鼻水止めや咳止め、解熱剤と同じ効果で、セロトニンが足りない状態だとものすごく不安感が強かったり、思考が固まったりしますから、脳が回復しようとしてもできない状態で、セロトニンを増やせば本人の自然回復力が高まり、まともな考え方ができるようになるということかもしれません。

セロトニン増加の効き目が2週間後に現れるのは、もしかしたらずっとセロトニンが少ない状態で脳内が安定していたために、セロトニンを吸収できるようになるまでに時間がかかっているのかもしれません。

いずれにせよ、セロトニン不足が原因かどうかは現在の医学ではわからないのですが、セロトニンの量を増やすことにより、うつ病が改善されることは確認されています。

うつ病には薬物治療、電気ショック治療、磁気治療などの方法があります。

うつ病では薬を処方すると、ちょっと元気が回復したりしたときに自殺してしまうようなケースもあるため、現在は、電気ショック療法も盛んに行われています。

電気ショック治療は全身麻酔をかけて行いますので、保険が利きますが、入院が必要です。

電気で脳内にショックを与えることにより、脳の中の縫線核《ほうせんかく》という場所からセロトニンをばっと放出させることができ、症状を改善させるのではないか、というメカニズムが推測されています。

磁気治療（ＴＭＳ）は痛みもなく、現在流行りの治療で効く人には非常に効果的ですが、4～5割の人にしか効果がありませんし、保険も利きません。

何回か受ける必要があり、１００万円ぐらいかかりますが、先ほどもお話ししましたように、社会人としての生活を失ってしまうかどうかの瀬戸際なのですから、高いとは思わないことです。

人生において最大の危機なのです。

100万円払っても効かないかもしれませんが、ガンで高い薬物治療をして効果がないケースもあるわけですから、「ダメならまた次の治療を！」と考えることは大変重要なことだと思います。

磁気治療は、磁気を当てることによって前頭葉の働きが回復し、感情のコントロールができるようになって、治るのではないかと考えられています。

カウンセリングにより、患者さんに本当の悩みや目的を気づかせます。

ただ、こうした治療により、うつ病そのものはある程度はよくなるのですが、やはり、カウンセリングを受けて考え方を変えるようにしないと、再発率が非常に高いのです。

まずは薬などを使って脳自体の治療をしないと、カウンセリングをしようにも、他人の話を受け入れることができない状態なので、これがスタートだと考えてください。

カウンセリングは、たとえば森田療法の有名な例を挙げれば、顔が赤いことで悩んでいる人がいるとします。

彼が病院に来て、「私は顔が赤いから他人に好かれません。ですから、人前に出るのが嫌なのです」と話したとします。

そんな場合、「あなたは要するに、他人に好かれたいんですね」と聞くのです。

相手は「こんなに顔が赤い人間なんて、誰にも好かれません」と言います。

そこで「いや、そんなことはありません。私はもう30年以上精神科医をやっていますが、顔が赤いけれども好かれている人は何人も知っていますよ。けれども、そういった人たちよりももっと数多く知っているのは、顔が赤くないのに他人に嫌われている人です」と答えます。

私が話している内容は嘘でも詭弁でもありません。

真実です。

この顔の赤い人は、自分の顔が赤いことにとらわれすぎて、自分の真の願いは顔が赤いことを治すことではなく、他人に好かれることであることを忘れているのです。

顔が赤いことは治せません。

しかし、他人に好かれる人間になる努力はできます。

カウンセリングは、本人に真の目的を気づかせます。

そして、できることにも気づかせることができます。

変えられないことを悩んでいる限りはどうにもならず、悩みがどんどん深くなっていくばかりですので、変えられることに気づくように患者さんの悩みの方向性を変えていきます。

不安に振り回されないで、現在できることは何かを考えたり、現在心配していることが起こる確率はどのくらいかと考えてもらったりもします。

できないことをやろうとしたり、起こる確率が少ないことを心配ばかりしていても、何も解決しないからです。

続けて、「あなたが顔の赤さを治しても、話術が面白くなかったり、他人に対してあいさつもできなかったり、冷たい人間であれば嫌われますが、顔がどんなに赤くても、愛想が良かったり、話が面白かったりすれば他人に好かれます。ですから、私はあなたの顔が赤いことは治せませんが、あなたが他人に好かれるための努力をするのであれば、手伝うことができますよ」と話します。

カウンセリングではできないことではなく、できることで悩むように思考の転換をさせます。

神経症の人は、確率の低い心配をします。

たとえば、怖くて飛行機に乗れないという人がいます。

しかし、飛行機が事故を起こし、死ぬ確率は10万分の1ぐらいです。

それよりも飛行機に乗らないマイナスのほうが人によっては大きいのです。

プラスが大きいのに、確率が低いもののほうを怖がってしまう。

人間は極端に怖いと思ったら、確率を考えることができない生き物なのです。

新型コロナウイルスに感染するのが怖くて街に出られない人もいます。

しかし、ふつうに道を歩いていて交通事故で亡くなる人は年間３０００人から４０００人います。

コロナの死者は現在のところ１０００人ちょっとです。ちなみに、ふだんの年のインフルエンザの死者は約４０００人です。

人間は、リスクゼロでは生活できないのです。

それならば、必要なら出かけたほうがいいのです。

コロナウイルスに感染するかどうかは神様にしかわからないわけですから、心配するなら、もしも感染した場合にどこの病院に行くか、そちらのほうを決めておくべきだと思います。

例えば、ガンが怖くて検査ばかりしている人はいますが、本当にガンになったときにどこの病院に行こうと決めている人はあまりいません。

しかし人間は一生のうちにガンになる確率は２分の１で、ガンで死ぬ確率も３分の１です。

ガンになるのが怖い人は、ガンにならない方法ばかり考えていますが、どんなに努力したとしても、実際にガンになる確率は非常に高確率で、なってしまうケースが多いのです。

それならばガンにかからないためにあれこれ知恵を絞るよりも、なってしまった場合の対策を考えておくことのほうが重要なのです。

どこの病院に行き、どの病院でセカンドオピニオンを聞こうか、などと具体的に考えておくべきです。

これが「自分にできること」なのです。

不安が強い人に対して私たちが認知療法を行う場合、確率で考えよう、ほかの可能性も考えられないか、というお話をします。

神経症やうつ病、依存症などの治療には薬を使っての治療以外にこうした〝思考の転換〟を患者さんに促《うなが》すことが必要なのです。

本書を発売している株式会社かや書房の社長も実はアルコール依存症でした。

本書を出版している株式会社かや書房の社長は20代からかなりのお酒を飲み、22歳ぐらいでアルコールが体から抜けるときに汗をかくなどの禁断症状が出ていました。

しかし本人は気にせず、「酒のない人生に意味はない！」と飲み続け、29歳のときにアルコール依存症の人によく起こる症状「連続飲酒」状態に陥りました。

「連続飲酒」とは、体がアルコールを欲し、起きている間に、ずっとお酒を飲み続ける症状です。

ベッドに横になったまま飲み続け、起き上がることができるのはお酒を買いに行くときだけです。

何も食べていないため、起き上がることが不可能なほどに体は衰弱しているのですが、不思議なことにお酒がなくなると自動人形のように起き上がり、買いに出かけます。

夜11時を超え、近所の酒屋や自動販売機でお酒を売っていない時間であれば、タクシーに乗り、往復5千円をかけて渋谷までワンカップを買いに出かけます。

4本で千円のワンカップを買うのに交通費を5千円以上もかけるのです。

明らかに異常な行動ですが、それが当たり前になっている本人は自分の行動を変だとは思っていません。

仕事をしなくてはならないので、本人はお酒を止《や》めたいと思っているのですが、まるで映画で見る覚せい剤中毒の患者さんのように、お酒を肉体が欲してしまうのです。

本人もギブアップし、最初はクリニックに通い、安定剤などの薬をもらいました。

ところがこのクリニックでは、うつ病などのカウンセリングにあたる「グループ治療」があるにはあったのですが、ほんの形だけでした。

そのため彼は3カ月ほど断酒したあと、再び飲んでしまいました。

アルコール依存症の患者が、一度アルコールを止め、再び口にすると、以前飲んでいたときよりもさらに激しい連続飲酒状態に陥ります。

もう今日が何日なのか、何曜日なのか、昼なのか、夜なのかもわからなくなり、どうしようもなくなり、すべての仕事を断り、入院しました。

フリーライターでしたら、仕事を断ると収入が途絶え、しかも退院してからまた仕事があるという保証もありませんでした。

不安でいっぱいでしたが、「これは人生の一大事」と考え、すべての仕事をあきらめ、友人にお金を借りて自分から病院に行きました。

彼は入院を通じてグループ治療を行っているＡＡ（アルコホーリック・アノニマス）という団体に出合い、本書でお話しします「思考の転換」を行うことができ、見事にお酒を止めることに成功しました。

その考え方を仕事にも応用して、以前とは異なる考え方で仕事を始め、今では７つの会社を経営し、小さいとはいえ、売り上げ20億、40人の社員を雇っています。

精神の病気は恥ずかしいものでなく、きちんと治療を受け克服すれば、大きな成功を収めることもあるのです。

うつ病や神経症からの回復には心のコントロールができるようになることが不可欠です。

例えば、親を亡くしたとか奥さんを亡くした、失業したなど、大変な出来事が起こった場合、うつ病やアルコール依存症にかかっても仕方がないようなことが言われます。

しかし、同じ出来事が起きても、うつ病になる人とならない人がいます。

どこに違いがあるのか？

それは自分の心のコントロールができるか、できないか、なのです。

心のコントロールができる人は、ショックを乗り越えることができますが、できていない人は、うつ病にかかったり、自殺したりします。

心のコントロールができないと、ある一定以上の落ち込みを阻止できないのです。

例えば、かや書房の社長はもともとは心のコントロールができないタイプでした。

ところが、人生の最大の危機のときに、無意識のうちに心のコントロールを始めました。

彼は29歳のときにアルコール依存症で精神病院に入院し、30歳の誕生日は精神病院で迎えました。

その病院では「お酒を止められるのは、この病院では50人に１人。あとは入退院を繰り返して一生を終わる」と告げられました。

同じ病棟には50人いました。

彼は「このなかで１人は回復するんだ。じゃあ、その１人になればいいんだ」と考えました。

周りは何度も入院している人ばかりでした。

自分ははじめての入院でした。

「はじめての入院の人は少ないんだから、その人たちだけで見れば、もっと確率は高いだろう」と考えると、気が楽になっていきました。

また彼は映画が好きでしたから、自分が映画の主人公になったような気もしました。

「この主人公は危機をどうやって切り抜けていくのだろう。楽しみだな」とも考えました。

「もうダメだ！」と考えると、落ち込むばかりです。

前に進むためには、心のコントロールができるようになる必要があります。

自分は落ち込みやすい人間だと日々感じている人は、心のコントロールができるようにしなくてはなりません。

それは、落ち込みや不安を無理矢理に抑え込むことではありません。

「思考の転換」を行うことなのです。

ウィズコロナの現在、誰もがうつ病にかかかりやすいムードになっています。

ですから、こういったときこそ、「うつ病になりにくい思考パターン」を身につける必要があります。

しかも、この「思考パターン」は人生を前向きに切り開いていくコツでもあります。

逆に言えば、今がその「うつ病になりにくい思考パターン」＝「人生を前向きに切り開いていくコツ」を習得する絶好のチャンスだとも言えます。

次章では、うつ病や神経症、アルコール依存症などの予防になるだけでなく、人生を切り開いていくことができる「思考の転換」について、具体的にわかりやすくお話しします。

第3章

心の病の解決は生活習慣からです。

今、何をしなければならないかを考えることが最も大切です。

例えば、半年先の試験に合格するかどうかが不安で、押し潰されそうになっている人がいるとします。しかし、どんなに焦っても半年先の試験は半年後にしかやってきません。

ですから、まずは半年先の試験の結果など気にしないことにします。

試験の結果は受けてみないとわかりませんから、それは神様に任せるしかありません。

試験の結果をあれこれ心配することは、自分では決められないことを、自分で決めることができるような錯覚に陥っているだけなのです。

そして毎日の計画を立て、その計画をこなしていくことだけを考えるようにします。

計画通りに進めていけば、いつの間にか半年後になっています。

本人に実力がついていれば試験に合格することでしょう。

逆に半年後の試験のことばかりを気にして、目の前のことに手がつかない状態に陥っていれば、一日一日を浪費するだけで、ますます試験のことが不安になり、合格もおぼつかなくなってきます。

半年先のことをあれこれ心配するよりも、目の前の課題を確実にこなしていくほうが、半年先の試験に合格する確率が高まることは誰にでもわかることです。

要するに、神経症であったり、うつ病であったり、アルコール依存症になるタイプの人は、自分ではどうにもならないようなことを悩むような合理的でない悩み方をして、目の前のことに手がつかなくなり、人生を切り開けなくなってしまうことが多いのです。

人生において大切なことは、今、何をしなければならないかを考えることです。

実業家の堀江貴文さんも「今を生きろ」と著書で書かれていますが、それはこの「今、何をしなければならないか？」と同じ意味なのです。

彼はテレビ場組で、「何か失敗したときは、反省はしても後悔はするな。反省を一度だけして、あと失敗は忘れて今のことだけを考えろ。どうなるかわからない将来のことも考えるな。今、この瞬間を懸命に生きろ」と話されていました。

『あしたのジョー』『俺は鉄平』などの漫画で有名なちばてつやさんは、若いころから「この締め切りが間に合えば死んでもいい」という思いでお仕事をされていたそうです。81歳になられた現在も、「今日行うべきことを精いっぱいやって、あした死んでもいいつもりで生きている」とおっしゃっていました。

番組では先生がお仕事やスポーツを「精いっぱい」楽しまれている様子が映されていました。

人生を切り開いて成功した人は、みんな、彼らのように考えているのです。

何が変えられないことなのか、何が変えられることなのかを考えましょう。

前述のかや書房の社長の場合、禁酒を始めたあと、お酒を飲みたくなったときはいつも、この「今、何をしなければならないか」を自問したそうです。

そうすると、仕事であれ、勉強であれ、ＡＡであれ、友達との約束であれ、常にお酒を飲むことよりも優先的にしなければいけないことがあり、お酒を飲むことは優先順位でいえばずっと2位以下であったそうです。

優先順位が1位のことをやり続ければ、お酒を飲む機会は永久に訪れないことになります。

フリーライターを仕事としていた彼は、量の多い原稿の締め切りが1か月先だったときに、それがうまく書けるかどうか不安になり、それを紛らわすためにお酒を飲んでいました。

その結果、締め切りまでに時間がなくなり、ますます焦ってたくさんのお酒を飲み、今度は飲んで無駄に過ごした過去の時間を悔やんで、飲み続けました。

その結果、締め切りが近づくとますます不安となり、さらに飲み続け、結局は最後の3日ぐらいで何とか仕上げました。

仕事が終わってからも、その出来の悪さにつらくなり、お酒を飲んでいました。

お酒を止め、AAで前向きな考え方を学び、思考の転換に成功した彼は変わりました。

1カ月先の締め切りや原稿が編集者の希望通りの出来になるかどうかは、自分では変えられません。

ですから、とりあえずやってみないとわからないと、腹をくくりました。

そしてまず、「手をつけないといけないのは、大量の原稿ではなく、目の前の1文字だ」とパソコン（当時はワープロでした）に向かいました。

どんなに焦っても、一度に2文字も3文字も打つことができるはずもなく、1文字ずつ打っていくのが行わなければならないことのすべてで、打ち続ければいつかは目標の10万字に到達します。

原稿を書くのに気が乗らない日も多く、以前なら「今日は仕事を休んで飲むか」となっていたのですが、退院してからは、「原稿が進まないな」と思いながらもキーボードを叩き続けました。

文字を打っているうちに、なかなか順調には進まないながらも原稿は形を成していきます。

時には、書いているうちに予想以上にはかどることもありました。

原稿の出来に関しては、神様にしかわかりませんが、不安感からお酒を飲み、時間を浪費してしまうよりはずっといい原稿ができるのは確実でした。

また注文先の編集者に対する態度も変わりました。

前はうまくコミュニケーションが取れないと仕事をキャンセルしてしまうこともありましたが、すべての仕事を断り、退院したばかりの現在は、１０００円でも２０００円でも稼ぎたいときでした。

ＡＡで教わったのは、人間関係がうまくいかない場合、相手のことはこちらでは変えられないので、こちらが相手に合わせて変わっていくということでした。

以前は編集者が面倒くさがってもとことん打ち合わせをしていましたが、今度は相手が打ち合わせ好きではない場合、自分で考えて進めていきました。

お酒を飲んでいた当時は原稿の内容に非常にこだわりがあったため、直すことに抵抗を感じていましたが、生活のために少しでも仕事が欲しい断酒後は、しょせんお金儲けだと割り切り、直しの注文にもすべて応じました。

そのなかで、直すと学ぶことが多いことも知りました。

もう一つ、ＡＡで教わったのは、「怒らない」ということでした。

「飲んでいたころのことを思い出してみなさい。腹が立ったときにお酒を飲んでいたでしょ。怒りの感情は飲酒欲求を生みますから、できるだけ怒らないようにしなさい」

AAでは繰り返しそう言われました。

たしかに、怒ると飲みたくなります。

今まで腹が立ったときはお酒で憂《う》さを晴らしていたのですから、脳がそれを覚えていて、お酒を求めるのです。

しかし、「怒るな」と言われても人間ですから、腹が立つこともあります。

そこで、腹が立ったら、決まり切った、特に手を動かす仕事に取り組むことにしました。

手を動かす仕事――例えば資料をワープロに打ち込むような仕事――です。

あるいは、好きなジャンルの本を読むことをしました。

腹が立ったのが夜なら、もう寝てしまうことにしました。

そうすると、手を動かす仕事をしているうちに、好きな本を読んでいるうちに、あるいは寝てしまって、朝、起きたときには、いつの間にか、怒りの感情はどこかへ行ってしまっていました。

以前はいくら稼いでも、お金はお酒に消えていきましたが、今は仕事をするばかりです。

喧嘩をして、せっかくのいい仕事を失ってしまうことも、怒らなくなるとなくなっていきました。

お金は次第に貯まっていきました。

そうして編集プロダクションをつくり、株式会社メディアックスなど、出版社を次から次へとM&Aをしていきました。

株式会社かや書房は7つ目の会社です。

自分へのご褒美など、心の隙間を埋めるための工夫も必要です。

それだけではありません。

彼にとってお酒は命の次に大切なものでした。それをやめると、心にポッカリと穴が開いたような感じになりました。

それもそのはずです。嬉しいときには祝杯をあげ、悔しいときには自棄《やけ》酒を飲み、悲しいときは泣きながら飲み、頭に来たことがあれば、怒りの酒を飲んでいました。

人生、いや、生活のすべてがアルコールとともにあったのです。

それがなくなってしまうと、嬉しいとき、悔しいとき、悲しいとき、腹が立ったとき、どう気持ちのコントロールをしていいのかがわからなくなってしまったのです。

彼は、自分には小さな満足感が必要だと思いつきました。

必ず達成できる目標を決め、毎月、着々とこなしていきました。

お酒を飲まなくなったことで、心のなかでは隙間風がピューピューと吹いていましたが、「毎月、このことはできた」という自負が生まれました。

それを積み重ねると、小さな自信が、中くらいの自信、大きな自信と、半年、一年たつうちに成長してきて、彼の心の隙間を次第に埋めていき、いつの間にか、隙間は時々しか顔を出さなくなっていきました。

彼はもう28年、お酒は一滴も飲んでいません。その結果、事業は予想以上に大きくなりました。

もちろん、以前からあった神経症的に細かいところを気にする性格などが変わったわけではなく、相変わらず小さなことが気になり、会社の事務の女性には「社長は気にしいだから」と言われています。

ただ、自分のそんな元の性格が顔を出したときには、お酒を飲んでいたときのように極端にマイナス思考にならないように自分に言い聞かせ、できるだけ前向きに考えるようにしているそうです。

人間の脳は目の前のことに全力を傾けると、遠い不安が消えてしまうようにできています。

この出版社の社長のエピソードには、大切なポイントがいくつかあります。
一つは、「変えられることと変えられないことを見極める」です。
二つ目は、「未来のことに関しては、神様にお任せする」です。
もちろん、努力は尽くしたあとに、です。
まず「変えられることと変えられないことを見極める」に関しては、変えられないことの一番大きなものは過去です。

すでに起こってしまったことに関しては、もう一度同じ間違いを犯さないために、将来のために〝反省〟はしても、事実として受け止め、そこから再スタートすることです。

堀江貴文さんがテレビ番組で話されていたとおりなのです。

フィギュアスケートは難しいスポーツで、オリンピックに出るような選手でも演技中に尻餅をついたりします。

しかし試合を見ていると、彼らは尻餅をついてもすぐに気持ちを切り替えて、次の演技に向かいます。

尻餅をついた事実は変えられませんが、次の演技は予想以上のものができるかもしれません。

ほかの選手の調子によっては、たとえ尻餅をついていても優勝することもあります。

あるライターは、一週間かけて書いた原稿を間違えて消してしまいました。

少し落ち込んだそうですが、ファイルを復活させることができないとわかったら、「よし、前よりもずっといい原稿を書いてやる」と新たな気持ちで取り組んだそうです。

もちろん、その後はバックアップを忘れないようにしましたが。

要するに、失敗は誰にでもあるのですが、それを「これで終わりだ」と絶望的な気持ちで受け止める人と、起きたことは仕方がないこととして「これからだ」と希望的に受け止める人がいて、人生を切り開くことができるのは希望型の人なのです。

希望型の人は「変えられること」を変えていきます。

「変えられること」はこれからです。

しかし、結果は神様にしかわかりませんから、全力を尽くして、あとは運を天に任せることです。

昔の人は、「人事を尽くして天命を待つ」と言いましたが、あらゆる結果は自分の力ではどうにもならないのです。

全力を尽くすといっても、一度にたくさんのことはできません。

とりあえずは、目の前のことに全精力を傾けて取り組むことです。

実は人間の脳は、ハードディスクが大きいけれどもメモリーの小さなパソコンのようなもので、記憶量は莫大にありますが、一度に考えられる内容はそんなに多くありません。

そのため、目の前の問題に全力を傾けると、遠い先の不安は考えないようにしなくても自然と頭から消えてしまうのです。

もう一つ、大きな「変えられないこと」は他人です。

他人は変えられませんから、自分が変わるようにします。

それでもうまくいかなかった場合は、その相手とできるだけ関わらないか、もしくはそれが不可能な場合、転職など、自分のいる場所を変えることです。

そして、「腹が立ったら、気を紛らわすことを始めるか、寝てしまう」ことです。

実は、人間の感情には「放っておけばだんだん収まってくる」という法則があります。

腹が立ったときに、その感情のままの言動をとっていると、怒りは増幅され、ますます大きな怒りとなってきます。

しかし、世の中、感情に任せて怒っても解決することはほとんどありません。

ですから、腹が立ったときは、かや書房の社長の経験のように、ほかのことをしたり、寝てしまったりして、「だんだん収まってくる」のを待つのが正解なのです。

達成可能な目標を自分で定め、一つひとつこなしていくと充実感があります。

この出版社の社長のエピソードで重要なポイントの三つ目は、達成可能な目標を定め、少しずつでも前に進んでいくことです。

あらゆる人には〝向上心〟があります。しかし、それが遠い目標だと、達成感は生まれません。自分が前に進んでいる実感がわかないのです。

大きな目標から小刻みな目標に変え、少しずつ、確実にやり遂げ、自分自身に、ここまでできることができたと確認させるようにします。

一年も続ければ、確実に大きく前進し、あとから来た人は簡単には追いつけないようになっています。

それからさらに新しい目標を定め、一歩一歩、進めていくようにします。

「やれば、できるんだ」

このことが、あなた自身への大きな励ましとなり、例えば他人から褒められたときなどは、かけがえのない喜びとなり、さらに人生を前向きに進めていくことができるのです。

かや書房の社長は、この「思考の転換」をしながら仕事に取り組み、お酒を飲んでいた当時とは比べ物にならないほど、前向きに人生を切り開いていきました。

うつ病も依存症も、カウンセリングなど、〝耳から回復〟します。

以上は、かや書房の社長がアルコール依存症から回復していった過程です。

私は彼がアルコール依存症から回復できたのは当然だと感じました。

彼は、私が考えている心の病から回復するための「**思考の転換**」――「**人生を前向きに切り開いていく9つの思考パターン**」を危機の中で無意識のうちにつかみ取っていたのです。

この「人生を前向きに切り開いていく9つの思考パターン」は、うつ病の人にも神経症の人にも効果がありますし、予防的にも病気がぶり返さないためにも役立ちます。

次の章からはこの思考パターンについて、かや書房の社長の例を引きながら具体的にわかりやすく説明をしていきます。

なぜ、かや書房の社長の例を取り上げるのか？ アルコール依存症ではなく、うつ病や神経症がメインのテーマではないか？ そう思われるかもしれません。

うつ病や神経症、アルコール依存症、そのほかの心の病を克服して、もっと華々しく成功した人もいます。

第43代アメリカ合衆国大統領ジョージ・W・ブッシュはアルコール依存症でしたが、40歳を過ぎてからそれを克服しました。

ただし、心の病から回復した細かな記録はわかりません。

しかし、かや書房の社長であれば、この本の出版元ですから、あらゆることを聞けます。

さらに言えば、うつ病であれ、神経症であれ、アルコール依存症であれ、予防になり、再発をしないための「思考の転換」はまったく同じ考え方なのです。

かや書房の社長から、彼自身がアルコール依存症から回復した体験談を詳細に伺いましたが、そのなかで彼がつかんだ「思考の転換」は、私が考える「心の病を防ぐ思考の転換・9つの思考パターン」をすべて含んでおり、解説のためのテキストとしては最適であると考えました。

うつ病も、依存症も、カウンセリングなど、まずは〝耳から回復する〟、つまり、他人の話を聞いて自分に応用することでよくなります。

かや書房の社長も「AAでいろいろなアルコール依存症の人たちの話を聞き、お酒を再び飲んでしまった体験談を聞くと、同じような状況に陥ったときに、注意するようにしました。基本的には病気ですから、悪くなった人と同じことをすると致命的だと考えたのです。逆に飲まなかった経験を聞くことも同じように役に立ちました」と話しています。

これから述べる内容をぜひ、あなたの人生を前向きにするためにお役立てください。

セロトニンを増やすために、肉などのタンパク質を多くとるようにしましょう。

その前に、クリニックに行って最初に勧められる「生活指導」に関してお話をします。

前章までで、うつ病の原因に、セロトニンという神経伝達物質の減少が関係していると述べました。

セロトニンの元となるのはタンパク質の材料となる必須アミノ酸の一種、トリプトファンですので、肉や魚、大豆製品などを意識して食べることが大切です。

肉を食べると太ってコレステロール値が上がる、と心配される方もいます。

しかし、それは間違った考えです。

セロトニンは、コレステロールを増やすことで脳内に効率よく運ばれると考えられています。

またコレステロールは前頭葉の働きを活性化させる男性ホルモンの材料でもあります。

日本ではコレステロール値が高いと医者から下げるように指導されるケースが多いのですが、私はこれは疫学的（集団を対象として病気や疾病の発生原因や流行状態、予防などを研究する学問）に正しくない考えだと思います。

アメリカ人は心筋梗塞で亡くなる人が多いので、確かにコレストロール値は減らしたほうがいいと思います。

アメリカでは心筋梗塞で亡くなる人が、ガンで亡くなる人の1・7倍です。日本で心筋梗塞で亡くなる人は、ガンで亡くなる人の10分の1程度です（心疾患全体で半分程度）。

コレステロール値を低くしようというのは、心筋梗塞の予防のためですから、日本人はそれほど気にする必要はないのです。アメリカ人は一日に平均約300グラムの肉を摂取するといわれています。ところが日本人は約80グラムしか食べていません。沖縄県の人々が約100グラムで長寿であることを考えると、日本人はむしろ肉をもっと食べたほうがいいのではないか、というのが私の考えです。

コレステロール値を減らすと体の免疫機能が落ちるので、ガンが発症しやすくなってしまいます。

実際、コレステロール値が低いほどガンになりやすいというデータもあります。

日本人はガンの死亡率が高いのですから、コレステロール値は少し高めのほうがよく、低いほうがむしろ問題だと私は考えています。

コレステロール値を下げると、男性ホルモンも減り、セロトニンも減少しますので、うつ病など、心の病にかかりやすくなるのです。

規則正しい生活をして、一日30分は太陽の光を浴びることが必要です。

それから日光に当たることが大切です。

1日30分でかまいませんので、太陽の光を浴びることです。

人間は明るい太陽の光を全身に浴びているときには心が晴れやかですが、曇った天気が続いているときには、気分が鬱々《うつうつ》とします。

気分の問題だけでなく、光を浴びると睡眠に関連するホルモンの一種であるメラトニンの分泌が盛んになり、夜によく眠れるようになり、睡眠の質が高まります。

朝日を浴びることで、人間は毎朝、体内時計をリセットしています。

つまり、朝日を浴びないということは、体内時計を狂わせているのです。

これも睡眠を悪くする大きな要因の一つで、うつ病にかかりやすくなります。

うつ病と日光の関係がよくわかるのが北欧の例です。

北欧は夜も真っ暗にならない白夜がありますが、逆に冬場には日照時間が短いどころか、一日中暗い日があります。ですから、冬季うつというのが非常に多いのです。

冬季うつの患者さんにどういう治療をするのかといえば、光療法といいますが、ものすごく明るい光を出すパネルがあって、それを使って1日、1時間くらい光を当てて治します。

このことからわかるように、心の健康のためには太陽の光を浴びることが必要なのです。

会社や住まいの日当たりも大切です。

外に出づらい状況にある場合は、蛍光灯で部屋を明るくしたり、LEDの照明であれば、色温度も考えて明るくすることが大切です。

欧米の人に冬季にうつ病が多いのは、明るい部屋が好みではなく、間接照明の家に住んでいるからだといわれています。

楽しんで運動をすると、うつ病になりにくいだけでなくガンも予防できます。

運動することはホルモンの分泌をうながし、セロトニンがつくられることを促進させます。

軽い運動、歩くだけでいいのです。

体を動かすことというのは気晴らしにもなり、免疫力も活性化させます。

精神状態が悪いと免疫機能が落ちるからです。

もちろん風邪にもかかりやすくなりますし、コロナにもかかりやすくなりますが、重要なのがガンにかかりやすくなるということです。

人間は一日に５０００個から数万個の出来損ないの細胞をつくります。

人間の細胞は絶えず分裂していて、ＲＮＡ（リボ核酸）によって本来なら分裂するときに同じ細胞をつくるのですが、１００万分の１などのある一定の確率で、複製し損ないの細胞をつくってしまうのです。

その細胞の一部がガンの素になります。

ところが人間の体内にはナチュラルキラー細胞（ＮＫ細胞）と呼ばれている免疫細胞があり、ガンのもとになりそうな細胞を食べて殺してくれるのです。

うつ病にかかるとＮＫ細胞の活性が半分ぐらいになり、笑うとＮＫ細胞の活性が上がることが証明されています。

ストレスの多い生活を送り、心の休養ができていないと、ＮＫ細胞の活性が下がり、知らないうちにガン細胞が増殖していって、５年後、10年後にはガンになってしまう場合があります。

歩くだけでもかまいませんし、一番お勧めなのは自分の好きなスポーツをすることです。

日本人が誤解しがちなのは、体の休養と心の休養は違うということです。

たとえば肝臓が悪い、腎臓が悪くて入院するといった場合は絶対安静です。

しかし、うつ病は寝てばかりいるとかえって悪くなるので入院中も運動をさせます。

その人が退院して、まだ会社に行けるような状態ではないときに、パチンコをしたりテニスをしたりしているのを見て、「あいつ、会社をさぼってあんなことをしているよ」みたいなことを言ったりする人がいます。

この考えは間違いです。

彼は心の休養をしているのです。

体の病気だけであれば、テニスをしていれば仮病だと思われても仕方がありませんが、心の休養は体を休ませることではないのです。

まとめますと、肉を食べる、日に当たる、散歩をする、人との会話の時間を増やす、娯楽の時間を増やす､体内時計にしたがって早寝､早起きをする､という生活を送ることです。

現在、これらのことがコロナの自粛生活や「新しい生活」で困難になっているのが問題なのです。

セロトニンが足りてくれれば､うつ病や神経症だけでなく､不安にもなりにくくなります。

その結果、依存症にもなりにくいのです。

老人がうつ病になりやすいのは、40歳、50歳、そして70歳、80歳となってくると、もともとのセロトニンの量がそれほど多くないうえに、外に出たがらなくなり、肉などをあまり食べなくなるのでセロトニンの量がますます減少してしまうからです。

だから、コロナの感染を必要以上に恐れず、セロトニンを増やす生活を送ってほしいのです。

それが心を健康に保つ最も簡単で、一番重要な方法なのです。

第4章

最も危険なのが「決めつけ」です。

「こうあるべき」ではなく、「そうかもしれない」と考えましょう。

「私は映画のシナリオライターになりたいと考えていましたが、アルコール依存症から回復するために、その人生の目標を一時棚上げにしました」

かや書房の社長は話します。

「お金になるかどうかもわからない仕事ばかりでしたし、しかも原稿の枚数をたくさん書かなくてはならず、時間もかかるシナリオは一時やめて、短くてすぐに書ける雑誌の記事に集中しました。雑誌の仕事はたくさんありましたし、とりあえず、今、自分に与えられている仕事を全力を尽くして行うのがベストだと考えました。映画は、いずれ、何かでお金が儲かったときに、自分のお金でつくればいいと考えたのです」

これは、私が推奨する**「人生を前向きに切り開いていく9つの思考パターン」**の①**「そうかもしれない思考」**にあたります。

人生を前向きに切り開いていく９つの思考パターン

①「そうかもしれない思考」
②「人は人、自分は自分思考」
③「やってみなければわからない思考」
④「合格点主義思考」
⑤「あれもこれも思考」
⑥「最後にできればいいや思考」
⑦「ちゃんと調べる思考」
⑧「答えは常に変わっていく思考」
⑨「今がどうか思考」

心をコントロールするコツです！

一般的に人は、「こうあるべき」と考えることが多いのですが、その大半は、自分が勝手に思い込んでいるだけで、自分自身を客観的に見たり、長い人生というタームでよく考えてみると、本当は「そうかもしれない思考」がベストのケースが非常に多いのです。

かや書房の社長はシナリオのコンクールにも入賞したりはしていましたが、自分を客観視すると、現実にシナリオで食べていける地点は、当時、彼のいる場所からははるかに遠い場所でした。

しかし、アルコール依存症がひどい当時の彼は「自分はシナリオライターにならなければいけない」と考えていました。

お酒にギブアップして、どうにもならなくなり、一度立ち止まった彼は、もう一度、自問自答してみました。

「本当に、映画のシナリオライターにならなければ、自分の人生の目的は達成できないのか？」

答えは「ノー」でした。

彼がやりたいのは、「何かをつくって生活していくこと」でした。

そうであれば、雑誌の記事を書くことでも、雑誌自体をつくることでも、同じ満足感を得ることができます。

しかも、今、目の前に雑誌のライターの仕事はいくらでもありました。

「映画のシナリオで大成したい」という思いはありましたが、人生は長いのですから、「今やれること」に全力を尽くすことで、あとから実現できる可能性もあります。

彼は「映画のシナリオライターにならなければならない」という思い込みを一度封印し、自分の本来の目標を改めて自問しました。

「雑誌のライターでも自分の望みはかなえられるかもしれない」と、「こうあるべき思考」

を「そうかもしれない思考」に変えたのです。

冷静に自分を振り返ることにより、当時の彼にとって困難な目標「映画のシナリオライターになること」は、本当は彼の真実の目標ではないと気がつき、「今、できること」から始め、楽に前に進んでいけるように考えたのです。

そうしないとアルコール依存症から抜け出すことができなかった、とも言えるかもしれません。

冷静になって、「本来の自分の目的は何か」を考えましょう。

こうした例は、身近なところでいくらでもあります。

例えば私の娘です。

私の娘は現役で東京大学の法学部を落ちました。

6点差でした。

合格したのは、滑り止めとして受験した慶応大学の法学部でした。

娘は「一浪してでも、やっぱり東大に行きたい」と言いました。

6点差ですから、1年浪人すれば、おそらくは合格すると思いました。

しかし、彼女の最終的な目的は東大に行くことではなく、司法試験に合格することです。

そう考え、あらためて検討してみると、東大は一年生、二年生はみんなが教養学部で、実際に法律の勉強をするのは三年生になり、専門に入ってからなのです。

早稲田大学や慶応大学は、一年生から法律の勉強ができます。

そのためか、旧司法試験の時代から、大学三年生や四年生で司法試験に合格するのはほとんどが早稲田や慶応の学生でした。

そうであれば受験勉強は一通りやったのですから、無駄に浪人しているよりも、仮面浪人になってもいいから、まずは慶応で法律の勉強をしてみるのはどうかと提案しました。

実際に行かせてみたら、法律が向いていたのか、前期は法律関係の科目がオール優でした。

東大のロースクールに行けるのは、東大からでも5人に一人。

こんなに法律と相性がいいなら、このまま慶応で勉強して、東大のロースクールに行くほうがいいんじゃないか、とサジェスチョンし、結局、娘はその通りの道に進み、司法試験にも合格しました。

「大学は東大じゃないとダメだ」という思い込みが、娘にはあったと思うのです。ですから「一浪をしてでも」と言ったのでしょうが、最終的な目標は弁護士になることですから、別に東大に行くことにこだわる必要はなかったわけです。

大阪万博のプロデューサーで、本を出せばすべてベストセラーの落合陽一氏は、今や東大生が憧れる人物のナンバーワンです。

ところが彼は麻生中学を不合格になり、高校で開成に入ります。

東大を受験しましたが、現役のときも一浪のときも落ち、後期で筑波大学へ進学し、大学院は東京大学大学院学際情報学府博士課程を修了しています。

その後はさまざまなお仕事をされるなかで、筑波大学でもいろいろな役職に就かれています。

詳しいことはわかりませんが、おそらくは筑波大学とは非常にいい関係にあるのだと思います。

現在の落合氏の成功を見ると、「東大に行かなければ終わりだ」と決めつける必要はまったくなかったことがわかります。

心によくない読心をした場合は、「そうかもしれない思考」をやってみよう。

うつ病や依存症にかかる人は、目の前のことで頭がいっぱいになり、本当に自分が目指しているゴールは何かが、見えなくなっていることが多いのです。

先に述べました「変えられることと変えられないこと」をもう一度考えてみますと、かや書房の社長が当時すぐにシナリオライターで食べられないということは、「変えられないこと」だったのです。

私の娘が東大の法学部を落ちたことも「変えられないこと」でした。

落合氏の場合も同じです。

そうした「変えられないこと」に直面した場合は、自分の本来の目的は何かを再考し、「こうあるべき思考」を「そうかもしれない思考」に変えていくことは、うつ病や依存症に罹《り》患《かん》しないために非常に重要なことなのです。

この「そうかもしれない思考」を応用して気持ちの立て直しができるのが、うつ病や依存症の人に多い「読心」に対する対処法です。

これは、根拠もないのに相手の心を決めつけてしまい、勝手な解釈をすることとです。

とりわけ、うつ状態のときには、相手のひと言、ふた言を深読みして、「あの人のあの言葉は、私ともう仕事をしたくないと思っているから出たに違いない」とか、「部長のあの言葉は私を無能だと感じ、見捨てたから出た言葉だ」と考えがちです。

相手に褒《ほ》められても「可哀そうだからと持ち上げてくれている」などと悪い方向に解釈してしまいます。

物事を否定的にとらえているために、冷静なときならできたはずの行動をとらないために、仕事に失敗したりします。

誰が考えても、もう一度お願いに行けば成功する仕事なのに、「あの言葉が出たのは、もう私と連絡を取りたくないんだ」と決めつけて失敗したりします。

勝手に思い込みすぎて、妄想に近くなるのです。

アルコール依存症の人によくあるのは、自分が酒浸りだとの自覚はありますから、奥さんとうまくいっていないと思い込み、奥さんがほかの男と話をしたりしたときに、「俺はこんなにダメだから、あいつはあの男に好意を持っている」と思い込んだりします。

読心そのものは、本来は不適応思考ではなく、悪いことでもありません。

「相手がどう思っているだろうか」と推察することは、人間関係を築くうえでの基本的な要素です。

相手の気持ちを考えるためには、他人の心を予想することが必要不可欠です。

しかし、予想も度が過ぎて、先ほど述べたアルコール依存症の夫のように、妄想ふうに決めつけると、成功するはずの仕事もうまくいかなくなってしまいます。

大切なのは、「こう思っているに違いない」と決めつけるのではなく、「こう思っているかもしれない」とあくまで可能性として考えるようにすることです。

「そうかもしれない思考」をするためには、ほかの可能性も考えてみましょう。

人間には、体調がいいときも悪いときもあります。

相手が仕事やプライベートでちょっとイライラしているときに、たまたま気になる言葉をぶつけられただけなのに、「もしかしたら自分は嫌われているのでは？」という疑いが頭をもたげることもあります。

そんな場合は、「ああ、もうダメだ、自分はあの人とはうまくいかない」と思い込まずに、一度その人と自分の関係を深く考えないようにしましょう。

次に連絡をしたり、会ったりする際には、前回の出来事はなかったことにして、ニュートラルな気持ちで接してみることです。

すると、相手は前回の自分が言った言葉など忘れているケースが多いのです。

目には見えない相手の心を、簡単に断定してわかったつもりにならないことが大切なのです。

うつ病や依存症の人は自分について「マイナスが多い人間だ」ということを自覚していますから、その自責の念が強すぎて、ある問題に本当は複数の要素が関連しているのに、自分こそが最大の原因だと思い込むことがあります。

例えばチームで行った仕事が失敗したとき、「私がもっと一生懸命に仕事をしていれば成功したはずだ。私の責任だ」と過度に責任を感じてしまう人はその典型です。

たしかに、その人にも責任の一端はあるのかもしれませんが、チームでやった仕事であれば、さまざまな要素が絡んで失敗しているわけです。

チームのほかのメンバーが原因だったのかもしれませんし、資金的に無理があったのかもしれません。

ライバル会社が予想外に強力であったのかもしれません。

冷静に原因を探ることなしに、自分の責任だと思い込んでしまうと、次の仕事もうまくいきません。

そんな場合は「自分にも責任はあるかもしれないが、ほかの可能性も考えられないか？」

と、さまざまな可能性を検討してみることが重要です。

得られた結果によっては、次の仕事の成功のヒントにもなります。

人間は他人によく見られたいために生きているのではありません。自分の幸せが目標なのです。

かや書房の社長はアルコール依存症と闘っていた当時の自分を振り返り、語ります。

「当時はVシネマが花盛りで、一緒にシナリオの勉強をしていた友達が次から次へとデビューして、映画雑誌のインタビューなんかに出たりしていたんですね。うらやましかったけれども、自分は自分で、今できる仕事に充実感を覚えていましたから、気にしないことにしました」

うつ病や依存症に罹患する人に多いのが「他人の目を気にする」タイプです。

しかし、人間は他人によく見られるために生きているわけではありません。

自分が幸せになるために生きているのです。

かや書房の社長が幸せになる道は、シナリオライターになることだけではありませんでした。

私の娘が弁護士になるための道は、東大に行くことだけではありませんでした。

大作の映画のシナリオを書いて映画雑誌のインタビューなどを受けるのは素晴らしいことで、親やきょうだいも喜ぶでしょうし、友達もうらやましがるでしょう。

しかし、それは今の時点で彼にはいろいろな意味で無理なことであり、他人にはそれほど称賛されなくても雑誌の記事を書くのは楽しいことであり、収入になることでした。

また、雑誌業界の人々の信用を得ることができる仕事でした。

私の娘も東大に入ったほうが「さすがは和田先生の娘」と称賛され、同じように東大を目指していた彼女の友人にも「よかったね」と言われたでしょう。

しかし、慶応に入って早めに法律を勉強をしたのは、結果的に彼女にとって非常によいことでした。

しかも、二人とも自分で選んだ道は、自分の本来の目標に沿《そ》ったものでした。

他人は関係ないのです。

他人にどう思われようと気にしないことです。

自分の本当の幸せとは何かを考えることです。

うつ病や依存症に罹患する人に多いのは、「みんなにどう思われているか思考」のタイプです。しかし、前向きに生きていくためには例に挙げましたように、**「人生を前向きに切り開いていく9つの思考パターン」の②「人は人、自分は自分思考」**に変えていく必要があります。

「みんなにどう思われているか思考」の人は勝ち負けで物事を考える傾向にあります。

他人と議論をしても、勝ち負けしか考えませんので、他人の話を素直に受け入れることができず、成長しませんし、仕事がちょっとうまくいかなかったりしたら、すぐに「俺は負け犬」だと思い込んでしまいます。

うまくいかなければ、どうすればうまくいくのかを考え、次の作戦を練ることが重要なのに、です。

人生は他人と比較しての勝ち負けではありません。自分自身の満足が大切なのです。

東大の理科Ⅲ類というのは90人しか入学できません。

日本の大学で、最も難しい学部です。

受験で東大の理Ⅲに受かった時点で、勝ち組の中の勝ち組なのです。

ところが彼らの多くは勝ち負けで物事を考えますから、卒業して東大病院に入ったあとも、「教授にならないと負け組だ」と思い込みます。

東大の教授には業績だけでなれるのではなく、上に気に入られるかどうかが大きく関係します。

そうすると論文の数が多いほうが有利ということで、せっかく東大の医学部を出たのに、大学病院に居続け、ずっと年収1000万円ぐらいのところで生活しているのです。

それは彼らの人生ですから私などがとやかくいうべき問題ではないのですが、彼らは開業して臨床を一生懸命にしている仲間を「せっかく東大の医学部を出たのに、もったいない」と馬鹿にしたりします。

私などは、上の言いなりになって勝っただの、負けただのと言っているよりは、出合ったチャンスを活かしていろんなことをやったほうが人生は面白いと考えていますが、彼らは学生時代に身についた勝ち負けの発想から抜け出すことができず、ほかの道を歩んでいる人を「負け組」と呼ぶのです。

私ももう60歳ですが、自分が勝ち組だと信じている彼らも定年になります。開業していれば、定年など関係ありません。

さらに、とある大学の理事長と定年間近の東大教授たちとの食事会に誘われて行ってみると、東大教授になっている人たちは東大理Ⅲに入ったなかでも勝ち組の中の勝ち組なのに、理事長にペコペコしているのです。

彼らは、そんな自分たちだけが勝ち組だと思い込んでいます。

例えば大学の研究が楽しいのであれば、東大病院に残るよりも理化学研究所に行くほうが研究費も10倍ぐらい出ますし、スタッフの数もずっと多いのです。

それなのに、役職でしか物事を考えない彼らは、せっかく恵まれた研究環境の理化学研究所にいても、教授選で勝つと研究費が10分の1でスタッフも少ない東大教授になってしまいます。

それが幸せな人はそれでいいのですが、彼らは臨床をする開業医をバカにし、その上、理化学研究所に残るような研究一筋の人も否定するケースが多いのです。

みんながみんな、同じ目標に向かっているのではなく、それぞれが自分の人生を楽しく、幸せにしようと考えて生きているわけですから、他人は関係ありません。

彼らに他人の人生を否定する資格などないのです。

また開業医になっているかつての同級生のなかには、教授になり、テレビ出演などをしている彼らをうらやみ、卑屈になっている人もいます。

しかし、今の自分が幸せであればそんなことを考える必要はありません。

あなたの人生ですから、あなたが自分なりに幸福でありさえすれば、それでいいのです。

50代になって自殺する人は珍しくありません。

開成を出て、東大を卒業して、財務省に入って次官コースに乗っていた人が、何かの原因によってその道を断たれてしまい、自殺してしまう。

こんなケースに関して、「挫折を知らないからだ」と言う人もいます。

しかし、私はこの方は挫折を知らなかったのではなく、選択肢を知らなかったのだと思います。

彼にとって、中学は開成に行くしか選択肢はありませんでした。開成に落ちてほかの学校に行けば負けだと考えていたと思います。

東大に入ったのも、東大以外の選択肢がないと思っていたら運良く東大に入り、財務省にも入ることができました。

しかしふつうに考えれば、次官になれなかったら外資に移って年収1億円を目指すとか、あるいは大学教授になって適当な講義をするとか、テレビのコメンテーターになるとか、あるいは財務省に残っていたら、どこかの財団の理事にしてもらえるのではないか、など、いくらでも自分の道があるのです。

マイペースで、自分の足で、自分の幸せの道をしっかりと歩めばいいのです
例えば、子どもがいじめに遭《あ》っているとします。

しかし、相手は子どもですから、いくら注意してもいじめはなくなりません。

そんな場合は転校させたほうがプラスになることが多いのです。

たとえ、学校のランクが下がっても問題ではありません。

お母さん仲間には、「勉強についていけなくて転校した」とよくない噂を立てられるかもしれません。

しかし、他人の噂話は関係ないのです。

自分の子どもにとって、今、何をすることが最も将来幸せになるために得なのかを考えて行動するべきなのです。

「やってみなければわからない思考」が人生を大きく飛躍させることがあります。

26歳で映画『電車男』（2005年・監督＝村上正典）を企画・プロデュースし、37億円の興行収入を記録し、その後は映画のプロデューサーとしてだけでなく、『世界から猫が消えたなら』などの小説、劇場版アニメ『ドラえもん のび太の宝島』（２０１８年・監督＝今井一暁）の脚本、映画『どちらを選んだのかはわからないが どちらかを選んだことははっきりしている』（２０２０年）の監督として大活躍されている川村元気さんは、上智大学文学部新聞学科を卒業後、東宝株式会社に入社し、大阪の難波南街の劇場でチケットのモギリの仕事をされていました。

彼は社内の企画募集に応募してプロデューサーとなりました。

企画募集に応募したとき、「どうせ通らない」という考え方もあったかもしれませんが、「たとえ通らなくても別に今の生活は変わらない」という考え方もできました。

失敗しても何ひとつ、損はしないのです。

それならば、応募するほうが得です。

もしかしたら採用されるかもしれないからです。

前にもお話をしましたように、結果は神様にしかわかりません。

ですから、どうせダメだとは考えないことです。

認められれば人生を切り開くことができますし、認められなくても、企画を考えることはトレーニングになり、決してマイナスではないからです。

私がみなさんにお勧めしたい**「人生を前向きに切り開いていく9つの思考パターン」の三つ目は③「やってみなければわからない思考」**です。

たとえば、富田靖子さん主演の『ほんの5g』（1988年）、薬師丸ひろ子さん主演の『レディ！レディ！』（1989年）の監督をされた太田圭さんは、当時、株式会社資生堂のCMで絶大な人気のあった今井美樹さんの主演映画『アラカルト・カンパニー』（1987年）で映画監督としてデビューしました。

この映画はまったくの素人であった彼が、幻燈社という映画の製作会社を経営し、寺山修司さん脚本の『サード』（1977年・監督＝東陽一）などをプロデュースをしていた前田勝弘さんにシナリオを送ったことからスタートしました。

面識もない若者から送られてきたシナリオを前田さんが読み、映画化を決め、本人が自主映画も撮っていたということで、監督に抜擢したのです。

仮に太田監督の送ったシナリオを前田さんが読んでくれなくても、太田監督はもともとアルバイト中でしたから、そのアルバイトを続ける日常が変わらないだけで、何も困りませんでした。

しかし、少なくとも新しいシナリオを書いたことで勉強にはなったでしょう。

それが運に恵まれ、人気女優主演の映画で監督デビューすることになったのです。

失敗してもマイナスが少ないのなら どんどんチャレンジしましょう。

私の知り合いの某編集者は、いいアイデアが思いつくと、どんなに偉く敷居が高い作家にも「はじめまして」と企画書を送ります。

返事がないことも、たびたびあります。

それでもくじけずに間を置いてよく考え、新しい企画書を送ったりしています。

もちろん時折、ＯＫをもらうこともあります。

彼は言います。

「もともと知り合いじゃないんだから、断られても何も困りませんからね。百回に一回でも、この企画をやりたいと言ってもらえて仕事ができれば大成功です」

チャレンジしたほうが得なのに、世の中にはチャレンジしない人がたくさんいます。

恐らくは「失敗したら自分のプライドに傷がつく」と思っているのでしょう。

これには、「自分ほどの人間が断られたりするなんて！」という妙な自尊心があるのかもしれません。

しかし、そんな自尊心は現実の世界を生きていくうえで何の利益ももたらしません。

もちろん、やってみなければわからないといっても、リスクの多いことに立ち向かうのはよく考えてからにしなくてはなりません。

しかし私は、何かチャンスがあった場合、あるいはチャンスをつかもうとする場合、それに失敗するとどのくらい自分にとってマイナスかを計算して、マイナスが少ない場合、ダメもとでチャレンジすることが大切だと思います。

やってみなければわからない思考の心得で、いいなと思っているのが小説家・中上健次の言葉です。

映画『火まつり』(1985年・監督＝柳町光男)のシナリオを書いたとき、彼は「戯曲は『かなかぬち』を書いた。一回目は事故だった。このシナリオが本番だ」という意味のことを話していました。

すべて、新しいチャレンジでは一回目は〝事故〟です。

とりあえず、やってみたという経験が重要なのです。

そう考えれば、どんなことでも挑戦してみようという気持ちになります。

完璧でなくとも、少しでも前進していれば大成功です。

〝一回目は事故〟というところからお話ししたいのが「人生を前向きに切り開いていく９つの思考パターン」④「合格点主義思考」です。

「合格点主義思考」で重要なのは、以前の自分と今の自分を比較することです。

例えば、かや書房の社長は、仕事で何か行き詰まったときにはアルコール依存症当時の自分と現在の自分を比較してみるそうです。

「あの頃よりは前に進んでいる」

「お酒も飲んでいない」

そう考えると、今行き詰まっていても、それを乗り越えれば次が見えてくると気力がわいてくるそうです。

完璧を目指すのではなく、「過去と比べれば、今は十分に合格点」と考えるのです。

会議で自信満々の企画を提出したのに、それが通らなかった場合はどうでしょう？

これだけ努力をしたのに認められなかった、と落ち込んでいてはいけません。

少なくとも、その企画は現在のままでは会社のＯＫが得られないことがわかりました。

では、どこが悪かったのか？

仮に根本的に会社と考えが合わなかったという致命的な問題でも、そのことがわかっただけでも、前に進んでいます。

問題点が明らかになれば、その問題点を解決することで前進することができますし、もしも根本的に考え方の違いであれば、そこに注意して新しい企画を練ればいいのです。

受験生であれば、例えば東大模試でＥ判定だったとします。

結果だけ見て、がっかりしていてはいけません。

合格点に達するには、英語はあと何点必要で、数学はあと何点必要で、国語はどうなのか？

模擬試験を受け、E判定をもらったことにより、受験までの作戦を立てることができました。

これだけでも大きな進歩です。

受験までに時間があれば、この計画にしたがって突き進んでいけばいいのです。

たとえば、人間は毎日、調子がいい日ばかりではありません。

仕事をしていても、疲れていたり、はかどらなかったりする日もあります。

そんな日は、最低やらなくてはならないことを決め、そのことだけを行います。

その日はそれで十分に合格点です。

調子が悪いのに、最低限のことができた自分を褒めてあげましょう。

そんな日が続いたとしても、人間、ずっと調子が悪い期間ばかりではありません。

嘘のように仕事が進む日もあります。

そんなときに、まとめて遅れを取り戻せばいいのです。

例えば、うつ病で入院したとします。

退院して再び仕事に取り組んでも、以前の50パーセント程度しかできなかったとします。

しかし、「50パーセントしかできなかった」とがっかりするのでなく、退院したばかりなのに50パーセントもできた自分を「十分、合格点だ」と褒めてあげることが大切です。

そして、51パーセント、52パーセントと、次第にできる仕事を増やしていけばいいのです。

あなたについて最も詳しいのは、あなたです。

あなたの一番の味方は、あなたです。

まず、あなたのことを、あなた自身がしっかりと認めてあげることがポイントです。

ある仕事が、とても期限までに間に合わないことがわかったとします。

そんな場合は、冷静になって前提条件に立ち戻り、「この仕事は、とりあえずおおざっぱでも最後まで仕上げるほうがいいのか？」、それとも「途中まででもいいから、完成度高く仕上げたほうがいいのか？」、どちらが合格点なのか、考えてみることです。

他人とぶつかった場合、相手のいい部分を見つけるようにしましょう。

40歳をすぎると、他人とぶつかりやすくなります。

他人とうまくいかないと、心が落ち込む原因となります。

ですから40歳をすぎてから、うつ病にかかる人が多いのです。

なぜ40歳をすぎると他人とぶつかりやすくなるのかといえば、「認知的成熟度」が落ちてくるからです。

白と黒の間にはグレーがあります。

そのグレーにも限りなくパーセンテージがあり、濃いグレーもあれば薄いグレーもあります。

「認知的成熟度」とは、この中間を理解する力です。

年をとると頑固になるといわれているのは、この「認知的成熟度」が落ちてきているからです。

ですから、相手の意見が自分と異なる場合、即座に「違う！」と言ってみたり、あるいは、意見が合わない相手を「嫌い」「嫌なヤツ」と決めつけたりするようになるのです。

これでは人間関係のトラブルが起きてばかりで、気持ちが落ち込んでいくだけです。

ゲーテは「人の欠点を指摘しても得るところはない。私はつねに人の長所を認めて利益を得た」と言っています。

どんな人にも、いいところと悪いところがあります。

前にも述べましたように、人間関係がうまくいかない場合、相手のことを自分で変えることはできません。

自分が変わることにより、相手の自分に対する反応を変えるしかないのです。

そのためには、自分とうまくいかない相手のいい面を見つける努力をすることが大切なのです。

「あいつは俺とは気が合わない」と決めつけるのでなく、いいところを見つけようとする。

これが私のお勧めする**「人生を前向きに切り開いていく9つの思考パターン」**の五つ目

⑤**「あれもこれも思考」**です。

自分を不幸にする思考パターン「正解は一つしかないと思う思考」をこの「あれもこれも正しいと思える思考に」に変えると、人間関係が格段によくなるだけでなく、知識や考え方の吸収力が増し、人間として一回り大きくなることができます。

相手の意見を一度肯定してみると人間関係だけでなく自分の能力も向上します。

自分の意見と異なる意見に一度耳を傾け、反対だと思っても一度肯定してみることが重要です。

ある編集者は若いころ、年上とトラブルばかり起こしていました。

いわゆる「生意気なヤツ」だったわけです。

ところが、ある同僚を見ると、年上のライターや作家などと実に仲良くやって、可愛がられています。

それはどうしてなのか？

観察すると、年上の意見をいったん自分のものとして受け入れ、そのうえで反対の意見があれば、じっくりと時間をかけて相手を説得していたのです。

その編集者は、同僚の真似をすることにしました。

年上のライターや作家の意見を一度はすべて正しいものとして受け入れることにし、そのうえでよく考えて、やはり違うというときは、柔らかく否定するようにしたのです。

そうすると、見える景色が変わって見え始めました。

年上の人は、それなりの経験があり、言っている内容が自分とは異なってはいても、その内容の一部が非常に役立つことが多かったのです。

その編集者は年上と付き合うのがうまくなったのは当然ですが、20年ほど経ち、本人が〝年上〟と呼ばれる年齢になり、若い人と接するようになったとき、自分が年上となぜうまくいかなかったのかがはっきりとわかりました。

当時の自分のような、若くて知識も浅い人間に生意気なことを言われると、ある程度の年になると腹が立つことがわかってきたのです。

同僚の真似をした自分は正解だったと確信しました。

「一度持ち帰って資料を精査し、のちほど回答いたします」

というような官僚的な答弁は、国会では嫌われますが、日常的、ビジネス的には有効です。

私の知り合いの建設会社の部長は、大切な問題は、たとえ自分に決定権があることでも、相手に「会社に帰って相談してご返答します」と答えるそうです。

相手の意見を一度は受け入れ、自分の中でよく吟味して返答するのが、仕事の成功率を高めるコツだと彼は言っています。

自分は〝決めつけ〟をしていないか？ 時々、自問してみましょう。

例えば、会議で同僚と議論しても、平行線をたどるばかりで、少しも折り合えないケースがあります。

そんなときは、「自分は〝決めつけ〟をしていないか？」と自問してみることも役に立ちます。

自分に自信があったり、仕事ができたりする人ほど、自分の意見に固執する傾向にあります。

そういった人は反対意見が出て、それに対してさらなる反論をしているうちに、意固地になり、いつの間にか反論のための反論になり、建設的な意見ではなく、相手を攻撃するための意見を言っていることが多いのです。

そんな場合、自分に対して「自分は〝決めつけ〟をしていないか？」と自問すると、ふっと冷静になり、「あっ、確かにそうとは限らないな。だったら、ここで相手と折り合えるな」とわかってくるものです。

そう感じときは、「わかった。では、こうしよう」と自分に素直になるように心がけます。

いつまでも子どものように自分の意見にしがみつくのではなく、意地の張り合いにならないように、うまく引けるところは引くのが大人の付き合い方なのです。

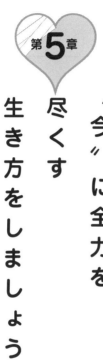

第5章

〝今〟に全力を尽くす生き方をしましょう

焦るよりも回り道でもいいですから、確実にやりましょう。

次にお勧めしたいのが、**「人生を前向きに切り開いていく9つの思考パターン」の六つ目⑥「最後にできればいいや思考」**です。

優秀な人ほど、焦りません。

私が優秀だと思っている某編集者は、会社から頼まれて急いで本を作らなければならなくなったときなど、絶望的なほど時間がなくても、「急がば回れ」と自分に言い聞かせて、1、2、3、4、と一つひとつ確実に進めていくそうです。

それは焦って端折るよりも、確実にこなしていくことが結局は早いことを経験的に知っているからです。

例えば、志望校が今の実力では難しい高校三年生がいたとします。

私が彼の受験指導をする場合、「最初に彼が何年下がったら学年で一番の成績になることができるのか？」を考えます。

仮に、この高校三年生が、中学三年生にまで学年が下がると、学年で一番の成績が取れるとします。

それならば、学習内容を中学三年生のレベルにまで下げて勉強し直せばいいのです。

中学三年生のレベルから学年でトップを取れるぐらいの実力を付け直せば、仮に１年の勉強が１年かかるとしても、３年浪人すれば志望校に入ることができる可能性が生まれます。

もし現状のまま高校三年生の勉強を続けても、「わからない」状態が続くだけで、時間の無駄になります。

何年浪人しても志望校には受かることはできないでしょう。

「絶対に受からないか？　３年浪人すれば受かるか？」の選択であれば、誰でも後者を選ぶでしょう。

10代の終わりや20代前半では、３年も浪人をすると、ずいぶんと周りから遅れたような気がしますが、実際に働く年齢になると、そのくらいの年の差は関係がなくなります。

人生は長いのですから、あとでうまくいけければいいと鷹揚《おうよう》にかまえることが大事です。

最後にできればいいのです。

焦る必要はまったくないのです。

受験だけではありません。

人生も同じです。

作家の松本清張がデビュー作の『西郷札』で『週刊朝日』の「百万人の小説」の三等に入選したのが42歳の時。

松本清張は82歳で亡くなるまでに、ほかの作家の何倍もの小説を書き、ジャンルも推理小説、歴史小説、ノンフィクション、さらに森鷗外や菊池寛に関する評伝など、幅広い領域にまたがる仕事をしました。

作家になるまでの経験が活かされた作品もずいぶんあります。

脚本家の桂千穂さん２０２０年に亡くなった映画監督の大林宣彦氏の作品の脚本を多く書かれた作家です。彼がデビューしたのは40歳をすぎてからでした。

20代から脚本の勉強を始め、なかなかデビューできませんでしたが、焦らず、ありとあらゆる勉強をしたそうです。

桂さんに「私はこんな勉強をしましたよ」と言うと、必ず「あなたもやりましたか。私もしました」という返事が返ってきたとのことです。

40歳まで必死に勉強をされ、それでもなかなかデビューできなかったそうです。

しかし山ほどされた勉強は、無駄ではありませんでした。

その蓄積があり、いろんなジャンルの映画の脚本を、引退されるまでに81本も書かれました。

テレビではなく、映画の脚本の場合、81本というと、ものすごく多い部類になります。

作家だけではありません。

〝グリコのおまけ〟で有名な江崎グリコの創業者・江崎利一氏が合名会社江崎商店を設立されたのが39歳のとき。

先ほどアルコール依存症を40歳で克服したことを紹介した第43代アメリカ合衆国大統領のジョージ・W・ブッシュが最初に選挙で当選し、第46代テキサス州知事になったのが48歳のときです。

伊能忠敬は定年後の51歳から勉強を始め、55歳から17年かけて日本全国を測量して『大日本沿海輿地全図』を完成させ、国土の正確な姿を明らかにしました

今回がダメでも、次があると考え、そのために努力をしましょう。

テレビで、ブラジルに移民した人のドキュメントが放映されていました。

その人は希望を持ってブラジルに移民したのですが、うまくいきませんでした。

しかし、ブラジルで結婚し、男女二人の子どももできていたため、日本に出稼ぎに行き、三畳ぐらいの部屋に住み、25年間、昼も夜も働き、ブラジルの家族へ仕送りを続けました。

苦しい日々でしたが、「そのお金で子どもが大学に行き、偉くなって将来は自分を養っ

てくれる、楽な老後を送ることができると」信じていたのです。

結果、息子は歯医者になり、娘は弁護士になり、大成功しました。

子ども二人は大金持ちになったので、彼はブラジルに帰り、幸せに暮らしています。

子どもと奥さんと孫に囲まれ、長女が笑顔で「私たちが幸せになったのは、お父さんが頑張ってくれたおかげ。子どもにも毎日、その話をしています」と語っていたのが印象的でした。

ゴルフの一流プレーヤーで、初日に大叩きをして、「これはもう優勝がないな」と思ったら、そこで開き直って次の試合のために、残りのラウンドはいろいろな振り方を試してみる人がいました。

試合は、これだけではありません。

次もあります。

今回がダメでも、それを活かして次の試合にかけることができます。

そのプレーヤーは長く現役でいましたが、今回はダメでも次の試合があるから、ここではちょっとふだんとは違う打ち方をしてみようと考えられる人だからこそ、長い選手生命があったのだと思います。

人生も終わりよければすべてよしです。

しかも、人生は最後がいいほど幸せです。

私は若いころ、高齢者専門の病院の精神科で働いていました。

元国会議員で大臣経験者であるとか、元一部上場企業の社長であるとか、立派な肩書の人も数多く入院していました。

彼らは人脈が広い人たちですから、大勢の見舞客が訪れていると考えるのがふつうですが、実際は、見舞客が途切れない人がいる一方で、誰も訪ねてこず、独り寂しく晩年を過ごしている人もいました。

私は、この違いはどこにあるのだろうと考えました。

何とはなく見舞客たちの会話を聞いているうちに、その理由がわかってきました。

見舞客が数多く来られている人は「現役時代に部下を大事にしていた人」であり、独り寂しく老後を過ごしている人は「目上の人に気に入られることばかりを考えていた人」だったのです。

現役のときに年齢が下の人に対して面倒見がよかった人は、引退後も「あの人のおかげで今がある」と恩義に感じている人に囲まれ、長年の経験を活かして相談事に乗ったり、いつまでも体調を心配されたりしています。

しかしながら上に対するゴマすりで出世した人は、年下の人に嫌われているケースが多いのです。

上司はいずれリタイアし、この世を去ります。

残ったのは自分のことを嫌っている部下ばかり。

当然、誰からも相手にされなくなります。

現役時代に他人からうらやまれるような出世をしたところまでは同じですが、周りに対する態度で人生のラストは明暗がはっきりと分かれていました。

大臣になったとしても、大きな会社の社長になったとしても、長い人生から見れば中間地点であり、人生は最後が幸せな人ほど、よい人生と感じられるのです。

生きている間だけではありません。

私の知り合いのある老夫婦は毎年夏になると、自分の親の墓参りはしなくても必ず訪れ、頭を下げている墓があります。

彼らは結婚してすぐに店を持ちましたが、田舎のことでよそ者が経営する店には誰ひとりこなかったそうです。

ところがその墓に眠っている女性は、その夫婦を気に入り、村の人々に「あの店はいい夫婦がやっている店だから、ぜひ行ってくれ」と頼んで歩いてくれたそうです。

そんなタイプの女性ですから村の人たちに人望があり、次第にその店にはお客さんが訪れるようになり、夫婦はリタイアするまで店を続けました。

自分たちが生活する店のために一生懸命に協力してくれたその女性の墓に、夫婦は死ぬまでお参りを続けようと考えています。

自分で調べ、自分のアイデアを実現させることほど、楽しいことはありません。

市川雷蔵のヒット作を数多く監督された池広一夫さんに、「映画学校で先生をされたりはしないのですか？」と質問したところ、「映画監督というのは、ほかの人と違う作品を創ることが仕事だから教えられないんだ」とおっしゃっていました。

２０１４年のことでしたから、池広監督は85歳、まだ『土曜ワイド劇場』の人気シリーズを監督されていて、現役でした。

この言葉は、監督になられてから54年のベテラン・池広監督の信念でした。

前向きに生きていくためには自分で調べ、自分の頭で考えることが大事です。

ほかの人の真似や後追いばかりをしていても、楽しくはありません。

自分で考えたアイデアが実現することこそ、嬉しいのです。

私はこれを、**「人生を前向きに切り開いていく9つの思考パターン」の七つ目⑦「ちゃ**

ん と調べる思考」 と呼んでいます。

日本人はお手本どおりに行うのは上手ですが、池広監督のようにオリジナルなアイデアを考え出すのは苦手です。

その原因は、日本の大学教育にあると私は考えています。

初等、中等教育というのは人間の基礎をつくるものですから、1＋1＝2、英語でbetweenは何々の間と無理矢理に覚えさせないと仕方がありません。2×2＝4、2×3＝6を疑っていたら教育になりません。

そこまでは日本の教育はよくできていて、イギリスであれアメリカであれ、教育改革は日本の中学校や高校の教育の真似をしているのです。

ところが日本は、大学でも同じような教育をしているのです。

大学教育は本来、自分で考える能力を育成するためにあります。

なぜ大学で学ぶのかといえば、本来はこれまで習ってきたことが必ずしも正解とはならないとか、ほかの可能性も考えられる、と自分の頭で考えられるようになるためにあるわけです。

そうでなければいけないのに、日本では大学教授が威張りすぎて、教授の言ったとおりの、答えを書かないと優をくれなかったりします。

だからテレビで池上彰さんが、何々と説明すると、日本では中卒でも、高卒でも、大卒でも、院卒でも、博士でも、みんな「そうだったのか」と言うのです。

誰も池上彰さんの説明を疑いません。

フランスなどでは特にそうですが、アメリカでもイギリスでも、中卒、高卒の人は「そうだったのか」と言うかもしれませんが、高等教育を受けた人は、「そうとは限らないぞ」「それは決めつけだ」「ほかの可能性も考えられる」などと自分の意見を言うのです。

それが真の高等教育なのです。

それがいけないということになって、ＡＯ入試をやろう、個性を伸ばそうとなると、今度は大学教授が既得権益を増やすために自分たちで面接をしようとします。

ハーバード大学では、入試面接を教授にはさせません。

教授に面接をさせると、教授に忖度をするような学生ばかりが入ってきてしまうので、学問の進歩がないからです。

日本の大学教育は教授の理論を学ぶだけ。新しい発想が出てきません。

ハーバード大学の場合は、アドミッション・オフィスの面接専門官が担当して、教授にケンカを売りそうなタイプを採《と》ります。

なぜなら、経済学の授業である理論を教えたときに、「人々が理屈どおりに合理的に動くと本当に思っているのですか？」と疑問をぶつけてくる学生や、コレステロール値が低いほうがいい、と医学部の教授が言ったときに、「それではなぜ、コレステロールが高い人のほうが疫学調査では長生きをしているのですか？」とケンカを売れるタイプを採らないと、学問は進歩しないからです。

日本は大学教育が本来の機能を果たしていませんので、多くの人たちが自分の頭で考えなくなってしまっています。

その責任は大学の教授たちにあるのに、入試改革の審議会の委員が大学教授ばかりですから、少しも前に進みません。

45歳で教授になったら、65歳まで無難に過ごせるとか、教科書を読むだけの講義をしてもクビにならないとか、そういう自分たちの既得権益を守るために、日本の大学教育がよくないのは大学に入るまでの詰め込み教育が原因だとか入試がペーパーテストのせいだとか、責任転嫁ばかりしています。

アジアの優秀な学生たちはみんな、日本ではなく、アメリカに留学します。

大学教育は圧倒的に向こうのほうがいいのです。

ですから、ノーベル賞が日本の大学からは出ないのです。日本でノーベル賞をとっているのは海外の大学に行って研究をした人か、あとは企業研究者です。

企業研究者は大学と異なり、自由です。

日本の場合は、大学にいると教授の言うとおりにしなければいけませんので、教授よりも新しい発想が出てくるわけがないのです。

自分で行う大学教育。それは自分の頭で考えるトレーニングを積むことです。

それでは、どうすればいいのか?

大学教育を自分で行うのです。

何も難しいことはありません。

ある情報に基づいて考えなくてはならないときに、その情報が本当なのか、自分で調べる癖をつけることです。

例えば、池上彰さんが番組で「日本は財政危機だからいずれ消費税は35パーセントにしなければいけない」と発言されたことがあります。

ところが、元財務官僚で金融庁顧問、大阪市特別顧問(橋下市政)を務めた嘉悦大学教授の髙橋洋一氏は、著書やユーチューブで、「マスコミや財務省は日本の負債の話しかしていない。日本には資産もあるので、それを考えあわせれば、日本は財政危機とは言えない」と主張されています。

「子会社である日本銀行と合わせた決算書をつくってみれば、財政的には危機どころか、何の問題もない」と話されています。

実際、財務省のホームページを見ると、２００２年に国際的な格付け機関に日本の国債が格下げをされたときに、財務省が「日本の財政は悪くない」と反論した文章も掲載されています。

当時も国内では財務危機と言われていたのに、です。

ほかにも池上さんは番組で、「今回の新型コロナウイルスで政府がさまざまな補償をしたのは結局税金が元手だから、いずれ国民が返さなくてはならない」と説明されていますが、髙橋氏は「子会社である日銀が国債を直接買っているので、税金を使っての補償ではなく、財政的には何の問題もない」と話されています。

池上さんの意見と髙橋氏の意見とどちらが正しいのか、自分で両方の本を読み、調べてみることが大切なのです。

もちろん第三の説もあるでしょうし、どちらが正しくてどちらが正しくないと決めつける必要もありません。

調べる姿勢と疑う姿勢が大切だと言いたいのです。

少し前になりますが、１９９７年に神戸で14歳の少年が小学生の首を切り、小学校の校門に置いた事件がありました。

マスコミはこぞって、少年の凶悪犯罪が増加しているような報道をしましたが、実際には、その年は戦後有数の少年による殺人事件が少ない年でした。

しかしながら、よく調べもしない報道が過熱したために、「多くの少年が鬱屈して犯罪に走るのではないか」という論調になり、官邸には有識者会議まで設けられました。

インターネットを使えば、ものの数分で調べられることはたくさんあります。

どれが正解かはわからなくても、少なくともいろいろな説があることはわかり、頭のトレーニングになります。

私の知り合いは、自分に関係ない問題でもいろいろな人の相談に乗り、必要があれば時間がかかっても調べてあげたりしています。

彼の友人は「自分に関係ないのに、時間の無駄だ」と彼に否定的ですが、彼は「トラブルの解決は物事を考える訓練として最適だから、自分のためになる。しかも同じ問題が将来、自分に降りかかってくるケースもあるのだから」と気にしません。

私は彼の考えが正しいと思います。

映画でも主人公が困難を突破するシーンが見せ場です。

映画監督や脚本家は、そのシーンを考えるのに頭をひねります。

他人の困難の解決方法を考えることは、頭を鍛えるのに最も適しているのです。

教科書に載っていて試験に出た知識でさえ、時代とともに変化していきます。

1970年代までは、太陽系の惑星は水星、金星、地球、火星、木星、土星、天王星、海王星、冥王星の9つで、しかもこの並び順だと学校で教わりました。

「すいきんちかもくどってんかいめい」と暗記したものです。

ところが1980年代から1990年代は、ちょうど海王星と冥王星がポジション・チェンジしていた時期で、「水金地火木土天冥海」と教科書に載っていました。

さらにその後、宇宙観測の技術が発達して、1992年以後、冥王星に似た天体が数多く発見され始め、しかもその数は1000以上にものぼり、天文学者たちは「冥王星が本当は惑星ではなく、（当時の定義でいえば）小天体ではないのか？」と疑いを抱き始めました。

そこで、彼らは2006年にプラハで開催された国際天文会議でこれまで以上に明確な惑星の定義を決めました。

その結果、冥王星は惑星の定義に該当しなくなり、惑星から準惑星に格下げされてしまいました。

現在は太陽系の惑星は冥王星を除いた8つとされています。

学校の教科書に掲載されていて、しかも試験に出た内容も、科学の進歩などで、間違いであったことがわかったりします。

この冥王星に関する記述などは2回も変わったのです。

前向きな考え方に必要なのは、常に勉強をして、新しい知識をインプットしていくことです。

私はこれを、**「人生を前向きに切り開いていく9つの思考パターン」の八つ目⑧「答えは常に変わっていく思考」**と名づけています。

マーガリンはかつて、動物由来のバターなどよりも健康的だといわれていました。

ところがマーガリンに含まれるトランス脂肪酸の害が知られるようになり、現在は不健康な食品として敬遠される傾向にあります。

トランス脂肪酸を多く摂取すると、心疾患のリスクが高まることがデータで示されたのです。

２０１５年に米食品医薬品局（ＦＤＡ）はトランス脂肪酸の原因となる油脂の使用を３年後までに全廃すると発表し、２０１８年６月18日から実施しました。

このように、誰もが信じていた健康常識があっけなく変わることもあるのです。

新しい知識を学ぶと前頭葉が刺激され、うつ病や依存症の予防になります。

ほかにも2000年の歴史の教科書からは「江戸時代には士農工商という身分制度があった」という記述がなくなっています。

実は「士農工商」という言葉は、中国で古くから使われていたもので、日本でつくられた言葉ではなかったのです。

漢書に「士農工商、四民に業あり」とあり、本来はあらゆる職業の人々を指す言葉で、「民衆」「みんな」といった意味で使われていました。

かつては、この言葉が江戸時代の身分制度と上下関係を表す用語とされていました。ところが近年の研究により、江戸時代には「士農工商」という言葉で身分を分類していたのではなかったということがわかりました。

江戸時代の基本的な身分としては、「武士、百姓・町人等、えた・ひにん等」が存在し、その他の身分として天皇や公家、神主や僧侶などがいました。

江戸時代の身分による上下関係を「士、農、工、商、えた・ひにん」という言葉で教わった方も多いと思いますが、これは適切ではありませんでした。

武士が支配層として上位であることは間違いありませんでしたが、ほかの身分については上下関係や支配・被支配といった関係はなく、対等なものだったようです。

また、えた・ひにんと呼ばれていた人たちも「武士、百姓・町人等」の社会から排除された「外」の民として存在させられ、ほかの身分の下位ではなく、武士の支配下にありました。

こうした理由から、「士農工商」という言葉は教科書から削除されたのです。

新しい知識を学び、今まで正しいと信じていたことが間違いだとわかったとき、あなたの前頭葉は大きな刺激を受けます。

磁気治療は前頭葉の働きをよくするといわれていると書きましたが、新しい知識が入り、以前の知識が打ち消されることは前頭葉に大きな刺激を与えます。

また日々、学ぶことは、あなた自身の自信にもつながります。

いくつになっても仕事や趣味に関係ない雑学なども幅広く吸収して、頭の中を常に最新のものにアップデートしていこうというぐらいの意気込みで、勉強し続けていくことが重要なのです。

過去も未来も関係ありません。今が重要なのです。

たとえば10万円を落としたとします。

しかし貯金があり、とりあえずはこの10万円を落としたことで生活には支障がないとします。

それでも10万円は大金ですから、気持ちが落ち込みます。

しかしながら、どんなに悔やんでも10万円は返ってきません。

〝落とした〟という過去は変えられないからです。

ただ、落とした10万円に対するあなたの考え方は〝今〟変えられます。

あなたが一日一本１００円の缶コーヒーを毎日飲んでいるとします。

月に３千円です。

年に３万６千円です。

この缶コーヒーを飲むという行為に、あなたにとって特別な思い入れがなければ、落とした10万円を取り戻すためにこれをやめることにします。

３年経てば、10万円は取り戻せます。

さらにこれを機会に缶コーヒーを飲むことをやめれば、その３年後には10万円の貯金ができます。

「じゃあ、これは６年後に10万円を貯めるために起きたことにしよう」と考えれば、人によっては10万円を落としたショックから立ち直ることができます。

６年後の10万円で買うものを決めてもいいと思います。

一週間後が締め切りという、急ぎで大量の仕事を頼まれたとします。

仕事の量全体を思うと、頭がクラクラします。

しかし、これも考えようです。

「これだけの仕事を、こんな短時間でできるかどうか、自分へのチャレンジだと思ってやってみよう！」と考えればファイトがわきます。

先に述べましたが、こんな場合、仕事の全体量を考えてはいけません。

もちろん、計画は必要ですが、実際の仕事は一つひとつしかできません。

全体量を考えるということは、遠い未来を考えるということです。

未来は神様にしかわかりません。

そんな神様にしかわからないことを考えるというような不遜な行為をする時間があれば、たった〝今〟のことに全力を傾けることが大事なのです。

「人生を前向きに切り開いていく9つの思考パターン」の九つ目⑨「今がどうか思考」のお話をします。

心にショックを与える出来事が起きたら、そこをスタートとして現実的な解決法を考えます。

先に、かや書房の社長の例で説明しましたように、過去は変えられません。

しかし人生において、心がくじけるようなショックはたびたび起こります。

そんなときは、起きたことは事実で、変えられませんから、それをスタートとして解決方法を考えなくてはいけません。

いくら過去を悔やんでも変わらないのですから、二度とそういった事態を起こさないように〝反省〟することは大切ですが、後悔することは合理的に考えて、時間の無駄です。

そんな暇があれば、心を落ち着け、現実的な解決方法を考えるべきです。

先日、喫茶店でコーヒーを飲んでいると、お母さんが中学生の娘さんに話していました。

「あなたがテストで30点しか取れなかったことは、もう変えられないの。だから、今日から勉強して、次からは平均点は取れるように頑張るしかないの」

まさに、そのとおりだと思いました。

死んでしまうこと以外は、どんなことが起こっても人生において前に進めないことはありません。

ただ、そのショックが自分の心では支えきれないほど大きいと感じた場合は、すぐに精神科や心療内科に行ってください。

先日も有名人二人の自殺が報道されました。

ＳＮＳが原因だからＳＮＳを規制する動きが起きています。

コロナうつが原因という説もあります。

しかし、どんなにＳＮＳを規制しても、形を変えていじめは起きてしまいます。

人間社会には、妬みや嫉妬などの感情が渦巻き、いじめは止めることができないからです。

私は、いじめの原因を抑えることはもちろん必要だと思います。

しかし欧米人のように、心に強い不安を感じたら、すぐに精神科にかかることができる。

そんな社会にすることのほうがはるかに大切だと考えています。

世の中から不幸な出来事やストレスを消すことはできませんが、それが生じたときの対処法があるだけで、その後の心の状態は大きく変わるはずだからです。

さて、過去は変えられない話です。

過去は変えられませんし、未来はわかりません。

過去をやり直すことも、未来の行動を行うことも不可能です。可能なのは、たった今に全力を尽くすことなのです。

中曽根康弘元総理は、96歳のときのインタビューで「未来についてどう考えますか？」と尋ねられ、「未来は考えないね。今を充実させることで精いっぱいだ。未来は神様が与えてくれる」と答えています。

スティーブ・ジョブズも、「未来を見て、点を結ぶことはできない。過去を振り返って点を結ぶだけだ。だから、いつかどうにかして点は結ばれると信じなければならない」と話しています。

今、たとえ失敗しても前向きに一生懸命にやっていれば、そのマイナスが結ばれて未来のプラスになると信じて行動することが大切だと言っているのです。

大切なのは〝今〟。過去の栄光は何の意味もありません。

サラリーマンをしていると、何もしなくても（実際はもちろん働いているのですが）給料がもらえるのではっきりとはしませんが、フリーランスの人を見ていると、いろいろなことがわかってきます。

たとえば、あるフリーのライターの人は、実力は非常にあるのに仕事はほとんどありません。

不思議に思って、かつて仕事をしたことがある編集者に聞いてみたことがあります。

「あの人はダメだ。うるさく言えば直さないことはないんだけど、編集が意見を言ってもなかなか直してくれないんだ」

その人はかつて賞も獲《と》ったことがあるライターです。

恐らくは、プライドが異様に高いのでしょう。

うまいのはうまいのですが、編集者によると、そのプライドが邪魔をして仕事が非常にやりづらいのだそうです。

いくら過去に栄光があったとしても、リタイアしているわけではないのですから、〝今〟仕事がないと何の意味もありません。

彼を心配して「仕事は順調にいっていますか？」と聞いてみると、「いろいろとあるのですが、私は自分で納得する仕事しかしたくないので、断っているのです」との返事でした。

「過去の栄光にこだわるあまり、誰も仕事を頼んでくれない」

これが彼の現実なのに、彼は仕事がないのは自分のせいだと思いたくないために、自分では「俺は仕事を選んで断っているから仕事が少ないんだ」と思い込んでいるのです。

彼はフリーですからわかりやすいのですが、サラリーマンでも似たようなタイプがいます。

「私はこれだけの仕事をしてきた人間だ」という大きすぎるプライドが現在の仕事の邪魔をして人間関係がうまく回っていない人はたくさんいます。

つまらないプライドや過去の栄光は何の意味もありません。

大切なのは、〝過去〟でなく、〝今〟なのです。

仕事相手も〝過去〟の実績ではなく、〝今〟の実力を見極めるようにしましょう。

逆に相手の過去や肩書を大きく見すぎたり、小さく見すぎたりすることも問題です。

もちろん、相手の実績を評価し、仕事を進めることは重要です。

しかし、重要なのは相手の〝今〟です。

相手の実力を相手の過去や肩書で過大評価することは禁物です。

逆に相手に何の実績もなく、何の肩書もないケースでも、相手の〝今〟を見て、仕事をすることが大事です。

大企業で大きな仕事をしてきた人が、実力はそんなにはなく、大企業の肩書と莫大な予算で、優秀なスタッフに任せて仕事をしていただけということはよくあります。

退職した彼に大企業での過去の仕事に期待して仕事を任せたところ、大企業というバックを失った彼は、以前のように優秀なスタッフを集めることもできず、まったく仕事にならなかったということがあります。

また下請けで仕事をしていて、実力は世間には認められていなかったものの、少ない予算のなか、安く使える無名のスタッフを集めて優れた仕事ができる人もいます。

相手も自分も〝今〟を見つめて仕事を進めることが、未来を切り開いていくための大きなポイントなのです。

気持ちを落ち込ませないこと。未来への不安に押しつぶされないこと。

毎日のように感染者数が発表され、少しも減少する気配がありません。

「コロナウイルスの恐怖はいつまで続くのだろう？」「そのうちに自分も感染するんじゃないだろうか？」

先行きのことを考えると憂鬱になります。

しかし大切なことは、気持ちを落ち込ませないことと、未来への不安に押し潰されないことです。

気持ちを落ち込ませないためには、本書で説明しました「人生を前向きに切り開いていく9つの思考パターン」がヒントなると思っています。

自分に言い聞かせるようにしてもよいと思いますし、こういうふうに気持ちを動かせ、と紙に書いてもいいでしょう。

未来に関しては、絶対に不安を抱かないことです。

〝今〟を懸命に生きていれば、いつの間にか、〝未来〟はやってきます。

〝未来〟は〝今〟の積み重ねから訪れるのです。

前が見えない大雨のなかでも、方向だけ確認し、足元を見ながら必死で歩いていれば、時間が来れば目的地に到着し、建物の中に入ることができるのです。

「コロナでこの先、日本は、自分はどうなっていくのか?」と答えの出ない問題で悩むことなく、着実に〝今〟を積み上げていくことが、「コロナウイルス　心の病」にならない一番の方法だと私は信じています。

おわりに

最後に、うつ病の簡単なチェックリストを掲載します。

□憂鬱な気分が続いている
□何をやっても楽しくない
□疲れやすい
□気力がない
□熟睡できない。朝早く目が覚めて、その後眠れない
□イライラが続く
□自分を責める気持ちになる
□自分は価値のない人間だと思う
□食欲が落ちる。ダイエットをしているわけでないのに体重が減る

とくに重要なのが、最初の2項目です。「憂鬱な気分が続いている」「何をやっても楽しくない」というのは、うつ病の顕著な特徴です。

これらの症状が2週間続き、3週間目に入ってもまだ続いている場合は、うつ病の可能性があります。

わかりやすくいえば、月曜日から金曜日まで働き、土日を休んでもチェックリストの状態が続き、次の月曜日から金曜日、そして土日を超えて月曜日になっても一向に精神状態に変化がない場合は、うつ病にすでに罹患している可能性が非常に高いのです。

すぐに、心療内科や精神科を受診されることをお勧めします。

「うつ病は心の風邪」と言われます。

これは「軽い」という意味ではなく、「こじらせると大変だ」「誰でもかかる病気」という2つの意味です。

心の病は精神が弱いからなるわけではありません。

冬に裸で寝ていれば誰でも風邪をひくように、条件がそろえば精神が強くても弱くてもかかる病気です。

本文にも書きましたが、日本では精神科にかかることに偏見があり、受診することに抵抗を感じている人がたくさんいらしゃいます。

しかし日本以外の先進国では、ある程度の地位の人の多くは、かかりつけの精神科医を持っています。

「心の病」を甘く見ないで、気軽に心療内科や精神科を受診するべきです。

もしも、コロナ騒動がきっかけで、あなたにとって最適なかかりつけ医が見つかれば、一生の宝物です。

新型コロナウイルスは病院でクラスターが立て続けに起こったため、全国の多くの病院で感染を恐れて来院者数が非常に減少しました。

ちなみに、精神科ではクラスターはなかったのに、私の病院も来院される患者さんが減りました。

それだけではありません。

私は映画監督もしているのですが、非常事態宣言の間は映画館が営業を自粛してしまったうえ、映画の撮影は多くのスタッフを必要としますので3密になる危険があり、撮影もできなくなりました。

コロナウイルスのために、落ち込むことばかりです。

私も「コロナウイルス　心の病」に罹患しそうなムードでした。

また、たとえ、コロナウイルスが終息しても、人間は生きていくなかで、さまざまなストレスがあり、困難もあります。

もちろん、嬉しいことや楽しいこともあります。

私も、くじけそうになることはたくさんあります。

しかし、そんななか、私も本書に書いたような心のコントロールをして、前に進もうと努力しています。

私も、もともとはくよくよと悩むタイプの人間で、どちらかというと完全主義者でした。

しかし、精神科医になってから勉強したり、患者さんと接したりするなかで、本書で述べた**「人生を前向きに切り開いていく9つの思考パターン」**を繰り返し活用することにより、ずいぶんと健康的で生産的になれたと思っています。

先ほども書きましたが、新型コロナウイルスによって私もつらいことばかりです。

世界中の人が大変な思いをしています。

しかし、ショックを受けると、そのまま落ち込んでいくタイプの人もいれば、ショックをプラスに変える人もいます。

あなたが今回の新型コロナウイルス騒動を、人生のプラスに変えられることを祈っています。

本書は、そのお役に立てると信じています。

和田秀樹

和田秀樹（わだひでき）

1985年東京大学医学部卒業。東京大学医学部附属病院精神神経科、老人科、精神内科にて研修。現在、国際医療福祉大学大学院教授。川崎幸病院精神科顧問。一橋大学経済学部非常勤講師。和田秀樹こころと体のクリニック院長。

1987年の『受験は要領』がベストセラーになって以来、代表を務める緑鐵受験指導ゼミナールは毎年無名校から東大合格者を出す。主な著書に『「あれこれ考えて動けない」をやめる9つの習慣』（だいわ文庫）『感情的にならない本』（新講社ワイド新書）、『高齢になっても脳を健康に保つ特効薬』』（かや書房ワイド新書）などベストセラー多数あり。ホームページ：www.hidekiwada.com

こんなに怖い
コロナウィルス 心の病

2020年9月30日　初版第1刷発行

著　者　　和田秀樹

発行人　　岩尾悟志
発行所　　株式会社かや書房
〒162-0805
東京都新宿区矢来町113　神楽坂升本ビル3F
電話　03-5225-3732（営業部）

印刷・製本　　中央精版印刷株式会社

ISBN978-4-906124-97-8